Tanja Scheichl-Ebenhoch

Als ich aufhörte zu funktionieren

Tanja Scheichl-Ebenhoch

Als ich aufhörte zu funktionieren

1. Auflage 2021

Printed in Europe
ISBN 978-3-948479-04-6

Für meine Kinder,
meinen Mann und
zum Andenken meiner Mama

Ihr wisst:

To the moon and back

Vorwort

Eines gleich vorweg: Ich habe dieses Buch keinesfalls geschrieben, um in irgendeiner Art und Weise Angst vor dem Leben zu machen oder davor zu warnen. Im Gegenteil. Wenn schon diese Klischees, dann handelt es sich hierbei um ein Plädoyer für das Leben.

Zugegeben, ich habe meine Aufzeichnungen anfangs in erster Linie für mich selbst gemacht. Einerseits, um diese schwierige Zeit meines Lebens aufzuarbeiten, diese schreckliche Episode, in der ich immer noch zu einem kleinen Teil stecke. Andererseits, um mich endlich meinen Traumata zu stellen. Vielleicht gelingt es mir so, sie besser zu verarbeiten. Ein rein egoistischer Akt sozusagen. Und doch nicht ganz …

Denn je mehr Zeilen ich verfasste, desto bewusster wurde mir, dass ich meine Erfahrungen auch für jene unzähligen Menschen niederschreiben möchte, die wie ich von heute auf morgen ratlos vor ihrem eigenen Schicksal stehen. Doch es werden auch Personen in unserem unmittelbaren Umfeld damit konfrontiert und sie können sich nicht ohne Weiteres den Veränderungen und Problemen entziehen.

Letztlich ist es doch so, dass jeder Mensch im Laufe seines Lebens irgendwann einmal auf die eine oder andere Weise vor einer unüberbrückbaren Herausforderung oder einem tiefen Abgrund steht und nicht mehr weiß, wie es weitergeht.

In solch einer scheinbar aussichtslosen Zeit ist es Trost und Hilfe zu erkennen, ich bin nicht allein mit meinen Emotionen und Gedanken, selbst wenn ich jetzt allein durch diese Hölle gehen muss. Nicht nur ich funktioniere nicht mehr richtig und bin im Moment außer Betrieb, ganz vielen Menschen ergeht es ähnlich. Und das darf so sein …

Meine Geschichte zeigt einen Weg, meinen Weg, aus der Dunkelheit ins Licht. Ich glaube, es ist tröstlich zu sehen, dass es selbst in der größten Finsternis Hoffnung und realistische Ansätze und Wege zurück ins Leben gibt. Sogar zu einem erfüllteren, bewussteren Leben als vorher. Das ist der eigentliche Sinn dieses Buches.

Ratschläge von Ärzten und Gesundheitsexperten, in den wenigsten Fällen selbst betroffen, sind in so einer problematischen Situation gut gemeint. Meiner Erfahrung nach erweisen sie sich aber oft als zu theoretisch und kräfteraubend, um sie in der Realität wirklich umzusetzen.

Im besten Fall findet der Leser in dieser Erzählung hilfreiche Impulse und Tipps direkt aus der Praxis, die er für sich selbst verwenden und auch anwenden kann. Genau das ist mein anspruchsvolles, sicherlich sehr ambitioniertes Ziel.

Ich hätte früher auch eine berührende autobiografische Erzählung mitten aus dem Leben mit ehrlichem Interesse und großer Neugierde in mein Literaturrepertoire aufgenommen. Dieses umfasste sowohl leichte Lektüre zur abendlichen Entspannung, etwa trivial-kitschige Liebesromane und Memoiren der Stars und Sternchen, als auch hervorragende Biografien und Krimis.

Heute und mit meinem Hintergrund lese und schätze ich autobiografische Texte noch mehr denn je. Genau in dieser Authentizität besteht auch die Stärke dieses Buches.

Die meisten der folgenden Passagen sind unter Tränen entstanden, da ich die jeweiligen Situationen und Stationen meines Weges noch einmal durchleben musste. Zumindest im Geiste kam ich nicht umhin, mich abermals meinen physischen sowie den folgenden psychischen Problemen zu stellen. Jenen also, die noch bedeutend tiefere, schmerzlichere Wunden in mir aufgerissen haben.

Ob das heilsam war, kann ich noch nicht mit hundertprozentiger Sicherheit sagen. Ich weiß nur, ich musste es machen – und zwar genau jetzt.

Doch ich fand einen Trick, eine Möglichkeit, mehr Abstand zu meiner eigenen Geschichte zu wahren. Da ich die Namen aller anderen beteiligten Personen bereits verändert hatte, warum dann nicht auch meinen? Jetzt fiel mir das Schreiben leichter, ich machte aus mir Anna Schönberg und vielleicht war auch das ein Teil meiner Therapie …

Beim Lesen werden Ihnen einerseits Ängste, Depressionen, Schmerz und Wut begegnen, doch auf der anderen Seite auch die unglaublich heilsame, alles verändernde Erkenntnis der Bedeutung und Einzigartigkeit unseres menschlichen Lebens.

Mit etwas zeitlichem und emotionalem Abstand kann ich aus heutigem Blickwinkel subjektiv sagen, die Erde mit ihrer einzigartigen Natur ist schön für mich.

Das Leben hat zwar auch viel zu bieten, ist aber, realistisch gesehen, ziemlich unberechenbar und nicht einfach schön per se. Denn zum Leben gehören ebenso Verlust, Trauer, Ungerechtigkeit und Einsamkeit.

Und dennoch, es rentiert sich, dieses eine Leben mit allen Sinnen wahrzunehmen. Das Schöne wie auch das Unschöne. Heute gehören für mich in erster Linie Mut, Zuversicht und individuelles Freiheitsempfinden dazu.

Ich erinnere mich noch genau an einen Schlüsselsatz meines ehemaligen Onkologen: „Im besten Fall, Frau Schönberg, wird es Ihnen in Zukunft gelingen, das Leben intensiver zu genießen und zu schätzen."

Noch geht das nur in Ansätzen. Aber ich werde es schaffen! Vielleicht …

Ende April 2020

Ich höre meine Tochter Luna, die sich gerade im Matura-Stress befindet, laut, unbeschwert und fröhlich vor sich her singen. Ja, sie ist gut gelaunt so wie die Sonne, die schon seit über drei Wochen vom wolkenlosen Aprilhimmel strahlt. Gerade so, als wäre alles gut.

Die Bäume stehen bereits in voller Blüte, früher und irgendwie schöner als sonst. Die Wiesen sind saftig grün, trotz der langen Trockenphase, und nur ab und zu vom Löwenzahn durchzogen. Das Blau des Himmels ist ganz besonders intensiv in diesem Frühling 2020. Alles scheint wie jedes Jahr nach Ostern zu sein. Und doch ist alles ganz anders. …

Absurderweise nicht nur für mich, sondern für alle Menschen, die ich kenne. Ja, eigentlich für jeden Menschen in allen Teilen der Erde.

Hätte mir das jemand vor eineinhalb Jahren gesagt, würde ich diesem wohl den Vogel gezeigt und ihn für wahnsinnig erklärt haben.

Das Science-Fiction-Szenario par excellence ist pure Realität geworden. Aber lassen Sie mich ganz von vorn beginnen …

Mitte Februar 2019

Fröhlich fahre ich an diesem schönen Vor-Frühlingsabend in meinem kleinen schwarzen Flitzer von der Musikschule nach Hause. Es ist bereits nach 19 Uhr. Der Nachmittagsunterricht ist recht gut verlaufen und meine Geigenschüler waren, wie immer, mehr oder weniger fleißig. Auf jeden Fall bin ich bestens gelaunt.

Der Himmel steht in seltsam orangen Flammen, ein kleines, wunderschönes Schauspiel der Natur an diesem Tag. Und noch etwas anderes ist schön. Heute Abend fällt ausnahmsweise einmal die Orchesterprobe aus. Das bedeutet, dass ich meine Teenager-Kinder gleich sehen werde, auf die ich mich immer, na ja, fast immer freue.

Im Radio wird gerade ` I still haven't found what I'm looking for´ gespielt. Es ist mein Lieblingslied von U2 und ich bin voller Begeisterung mittendrin.

Dann erinnere ich mich urplötzlich wieder, ich wollte meinem Mann doch etwas zeigen. Was war das gleich noch mal? Ach ja, so ein komischer harter Knubbel am Hals. Der ist mir aufgefallen, als ich einem meiner Geigenschüler den Anfang eines Violinkonzerts vorspielen wollte.

Im Carport vor unserem Haus parken schon der weiße Opel meines Mannes Mark, ebenso die mintgrüne Vespa meiner Tochter Luna. Die offene Schopftür lässt darauf schließen, dass auch mein Sohn Ben schon von seinem Fußballtraining nach Hause gekommen ist.

„Beeen, kannst du denn nicht einmal dein Fahrrad anständig versorgen?", höre ich mich schimpfen, bevor ich überhaupt richtig zur Tür hineingekommen bin.

„Hatte doch keine Zeit, Mum. Musste nach der Schule gleich zum Zug, Training, weißt du doch", ruft der fast Fünfzehnjährige vorwurfsvoll von oben herunter. Er ist gerade innerhalb kürzester Zeit in die Höhe von fast 1,80 m aufgeschossen.

Unser Bearded Collie Vento steht währenddessen fordernd vor mir, lauthals bellend vor Freude und mit wedelndem Schwanz. Und er wartet selbstverständlich auf sein wohlverdientes Leckerli. Wie immer …

„Wie war's denn heute in der Geigenstunde?", schreie ich danach interessiert und neugierig in Richtung des oberen Stockwerks.

„Normal", vernehme ich wie auf Kommando in doppelter, teenagerhaft detailverliebter Ausführung.

„Und wie war euer Training, Kinder?"

„Normal", echot es erneut doppelt von oben.

„Ach ja, Mum. Kannst du mir den einen Satz in Latein noch übersetzen? Ich habe ihn auf dem Blatt für dich angestrichen. Irgendwas mit Gerundium oder Gerundivum oder so einem Tier", brüllt Luna in einer atemberaubenden Lautstärke ein weiteres Mal vom ersten Stock herunter. Mit ihren siebzehn Jahren befindet sie sich gerade in ihrer `alles cool und easy Phase´.

„Hallo erst mal", begrüßt mich Mark im Gang, wirft mir ein flüchtiges Bussi zu und versucht, etwas Tempo aus der Situation zu nehmen.

Schnell schmeiße ich den Geigenkoffer mit meiner wertvollen zweihundert Jahre alten Violine und die schwere Notentasche in eine Ecke des Ganges. Ich werfe meine Schuhe hinterher und begebe mich dann sogleich in die Wohnküche, um alle übrig gebliebenen Aufgaben des Tages zu erledigen und aufzuarbeiten. Wie meistens in der irrtümlichen

Hoffnung, dadurch noch etwas ruhige Zeit mit meinen Lieben zu gewinnen, bevor ich todmüde ins Bett falle.

Es gilt als Erstes das bereits klebrige Restgeschirr meiner beiden Kinder in den Geschirrspüler zu räumen.

„Manno, wie oft habe ich euch schon gebeten, eure Teller selbst in den Spüler zu stellen?“, tadle ich genervt.

Bevor es mir richtig bewusst wird, sitze ich dann mindestens eine halbe Stunde an diesem Gerundium-Satz. Wie war das schnell noch mal? Ich als ehemalige spießige Alles-Einser-Schülerin muss das doch noch wissen. Es ist ja schließlich erst 30 Jahre her …

„Mum, was gibt's denn zu futtern, ich sterbe gleich vor Hunger.“

Meine groß gewachsene, schlanke Tochter Luna mit ihrem braunen Pferdeschwanz taucht gerade im Trainingsdress ihres Vereins vor mir auf. Noch bevor ich motzen kann, zieht sie sich schnell ein nicht verschwitztes T-Shirt über und schaut mich fragend an.

Mark steht bereits in der Küche und nimmt alle auffindbaren Nahrungsmittel aus dem Kühlschrank. Er ist mittlerweile leicht gereizt, da er sich nach einem langen Arbeitstag, inklusive Überstunden, auch noch um das Abendessen kümmern muss.

„Schon wieder nur kalt, gibt's denn nicht mal etwas Richtiges?", mault meine Tochter bereits erbarmungslos …

Um 21 Uhr sitzen wir schließlich erschöpft am Tisch. Wir stopfen einiges, laut Luna nicht richtiges Essen in uns hinein und besprechen die eine oder andere belanglose Begebenheit des Tages.

Ja, meine Lieben haben recht, morgen muss ich wohl oder übel dringend wieder einkaufen gehen. Es ist einfach nichts Brauchbares mehr da.

Lebensmittel beschaffen ist eine mir vollkommen verhasste Tätigkeit. Na ja, der ganz normale Alltagswahnsinn eben, so wie er in tausenden Haushalten täglich gelebt wird.

Als ich endlich im Bett liege, fällt es mir wieder ein. Da war doch noch was? Ach ja, der Knubbel.

Ich erinnere mich dunkel an eine Zeit kurz nach Mamas Tod, als ich einmal mit einem vorübergehend geschwollenem Lymphknoten zur Abklärung ins Spital musste. Dieser bildete sich damals schon nach kurzer Zeit wieder von allein zurück.

Nach einer kurzen `Untersuchung´ sagt mein Mann in beruhigendem Ton genau das, was ich auch erwartet habe.

„Es wird schon nichts Großartiges sein."

Doch dann fügt er etwas hinzu, was meiner Meinung nach komplett überflüssig ist und so gar nicht in meinen fest verplanten Tagesablauf passt. Ich würde es am liebsten überhören.

„Aber geh doch zur Sicherheit morgen Vormittag noch zu deiner Hausärztin und lass es kurz anschauen, Schatz."

In dieser Nacht schlafe ich irgendwie unruhig, nur oberflächlich und mit teils schönen, aber auch verstörenden Träumen …

Ich sitze in einem bequemen Campingstuhl direkt am Strand vor unserem heiß geliebten, fast schon nostalgisch angehauchten Wohnmobil, so wie es zigmal bei unseren häufigen Kite-Urlauben der Fall war. Es dämmert bereits.

Die Kinder sind noch recht klein und tollen friedlich vor meinen Augen am unendlich weiten, einsamen Sandstrand. Ihr geliebter Opa hütet sie verlässlich, wie so oft. Er spielt mit den beiden begeistert Fangen im seichten, warmen Wasser des Meeres. Sie lachen und haben Spaß.

Die Sonne geht als roter Feuerball gerade über dem weiten Horizont unter. Ein wunderbares Schauspiel.

Da kommt plötzlich meine vor vierzehn Jahren verstorbene Mama langsam aus dem Meer auf mich zu, ergreift sanft meine Hand und flüstert: „Alles wird gut, meine Kleine."

Hellwach und kerzengerade sitze ich im Bett. Was meint Mama nur damit? Will sie mir etwas Wichtiges sagen?

Vor lauter Grübeln schlafe ich Kopfmensch in dieser Nacht nicht mehr richtig ein. Tausend dunkle Gedanken jagen durch mein Gehirn und peinigen mich. Genau wie damals, in der Zeit, als meine Mutter gestorben war. Es ist wie ein Déjà-vu …

Und es ist mir auch nicht möglich, etwas an meinem Gemütszustand zu ändern. Finstere Dämonen haben von mir Besitz ergriffen und noch weiß ich nicht, warum!

Irgendwann muss ich doch in eine Art komatösen Schlaf gefallen sein, denn als ich erwache, ist das Bett neben mir schon leer. Mein Wecker wird auch in zwei Minuten klingeln.

Am Tag schaut, Gott sei Dank, alles wieder rosiger aus und ich kann meine nächtliche Angst nur noch bedingt nachvollziehen. Ganz automatisch wecke ich wie üblich die Kinder, mache Frühstück und gehe mit meinem 86-jährigen, aber um zehn Jahre jünger wirkenden Papa und unserem Hund Vento unbeschwert unsere Morgenrunde. Danach kaufe ich die üblichen zwei Riesensäcke mit Lebensmitteln ein, als ob mir der schwerste Gang des Tages nicht noch bevorstünde.

Einige Zeit später und bemüht, keine dummen Gedanken mehr aufkommen zu lassen, betrete ich nach kurzer Wartezeit das Ordinationszimmer meiner Hausärztin. Unbekümmert zeige ich ihr die kleine Geschwulst. Sie kennt bereits seit Jahren die schlimme Krankengeschichte meiner Mama.

Nie werde ich ihr erschrockenes Gesicht nach dem Abtasten meines steinharten Knubbels vergessen. Nach einem kurzen Bluttest, der komischerweise kein auffälliges Ergebnis bringt, halte ich sie in der Hand. Die Überweisung zur weiteren Abklärung im Spital. Und das bitte möglichst zeitnah …

In einem mechanischen und beinahe ferngesteuerten Zustand, den ich in naher Zukunft noch öfter kennenlernen werde, fahre ich gleich weiter ins Krankenhaus. Zu einem klaren Gedanken bin ich jetzt schon nicht mehr fähig.

In der Anmeldung sitzt eine liebenswerte Dame mit roten Haaren. Sie ist Mitte fünfzig und nickt mir freundlich zu. Dann drückt sie mir einen Schein in die Hand und wünscht noch alles Gute.

Bevor ich mich versehe, sitze ich mit einigen Dutzend anderer Kranker in der Ambulanz und warte und warte. Die Zeit vergeht nur langsam. Ich benachrichtige meinen Mann per WhatsApp, dass es heute wohl kein Mittagessen geben wird und er sich wegen der Kinder kümmern muss. Soweit alles kein Problem …

Nach einer langen Wartezeit und etlichen Untersuchungen verschiedener, mehr oder weniger freundlicher Ärzte werde ich schließlich mit der unzufriedenstellenden Aussage entlassen, es handle sich tatsächlich um einen ungewöhnlich stark geschwollenen Lymphknoten. Man könne aber noch gar nichts Genaues sagen, es könnte sich im Prinzip um alles handeln. Für die kommende Woche erhalte ich einen neuen Termin zur weiteren Abklärung von 'unbekannt'.

Ich habe gerade noch genügend Zeit, schnell nach Hause zu fahren und meinen Kindern so glaubwürdig wie möglich zu versichern, dass alles in Ordnung ist. Danach mache ich mich wie üblich auf den Weg zum Geigenunterricht an der Musikschule in Brigant.

An diesem Nachmittag bin ich ungewöhnlich unkonzentriert und greife unbewusst immer wieder an die Stelle am Hals. Ich benehme mich bestimmt sehr merkwürdig, was ich am fragenden Blick einiger Kinder und deren zugehörigen Eltern spüre.

In der zweitletzten Unterrichtsstunde dieses Tages spiele ich einer fast erwachsenen Schülerin, nach einigem unbewussten Zögern, doch noch eine Phrase auf meinem geliebten Instrument vor. Es fühlt sich irgendwie komisch und fremd an, auf alle Fälle härter als sonst. Wieder greife ich an die linke Halsseite.

Gleich neben der ursprünglich verhärteten Stelle spüre ich nun einen zweiten, etwas kleineren Knödel. Den ersten sehe ich aufgrund seiner Größe mittlerweile sogar im Spiegel.

Ich schnappe regelrecht nach Luft, beende abrupt die Stunde und renne weinend ins Sekretariat. Ich bitte die verdutzten Sekretärinnen, meine Schüler zu informieren, dass heute aus gesundheitlichen Gründen kein Unterricht mehr stattfinden kann.

Etwas überfordert wegen meines aufgelösten Zustandes schicken sie mich auf der Stelle heim und übernehmen in Folge die Absagen für die weiteren Unterrichtsstunden der ganzen Woche.

Die kommenden Tage sind für mich einmal Gehirnhölle und zurück. Die Nächte laufen ab wie in einem schlechten Film. Ich werde verfolgt von einem schwer bewaffneten Mörder, während ich in einem Versteck in Todesangst um mein Leben zittere.

Es erscheint mir alles real zu sein. Verschwitzt bis in die letzte Pore wache ich aus meinem Alptraum auf. Auch dieses Szenario werde ich in der folgenden Zeit noch oft erleben …

Verzweifelt telefoniere ich täglich mit meiner Freundin Lea und abwechselnd mit meinen Schwestern Katharina, Johanna und Magdalena. Nur um mir von ihnen bestätigen zu lassen, dass ich mich sicher täusche, dass sich bald alles als riesengroßer Irrtum herausstellen wird. Und dass ich es ganz bestimmt schon körperlich gemerkt hätte, wenn es denn tatsächlich etwas Außergewöhnliches oder gar Schlimmes wäre.

Dieser Ansicht ist auch mein Mann, der sich unheimlich gut im Griff hat. Noch …

Leider verbringe ich einen Großteil meiner Zeit beim Googeln. Welche Krankheiten passen zu meinen

Symptomen? Ich steigere mich jetzt schon in etwas hinein, von dem ich noch nicht einmal weiß, ob und was es überhaupt ist. Allein das Wissen, was möglich wäre, macht mich schier wahnsinnig.

Die Kinder bekommen das alles nur so am Rande mit. Meine große Tochter ist sowieso gerade viel beschäftigt mit Schule und tausend Terminen beim Fußballspielen in der 2. Frauen-Bundesliga. Zweifellos hat sie, wie alle siebzehnjährigen Teenies, gerade anderes im Kopf. Meinem Sohn ergeht es zum Glück ähnlich. Beide sind sich keiner Bedrohung bewusst. Noch nicht …

Ende Februar 2019

Aufgrund einer starken Erkältung mit etwas Fieber und unerträglichen Kopfschmerzen suche ich samstags die Praxis einer Ärztin mit Wochenenddienst auf, die mir sicherheitshalber Antibiotika gegen meine vermeintliche Nebenhöhlenentzündung verschreibt.

Leise Hoffnung keimt in mir auf. Ja, es ist doch oft so, dass sich geschwollene Lymphknoten von allein zurückbilden und nur eine Reaktion auf eine starke Entzündung im Körper sind. Doch die Erkältung klingt trotz meiner Arzneimittel nach ein paar Tagen immer noch nicht ab.

Bei einer weiteren Untersuchung des Lymphknotens per Ultraschall bekomme ich eine Überweisung zu einer HNO-Ärztin.

Schon am nächsten Tag sitze ich in einem ihrer modernen Behandlungszimmer. Sie wirft einen kurzen Blick in meinen Halsbereich.

„Alles bestens, Schätzchen. Das sind sicher nur deine Nerven. Du solltest schon lange am Strand sitzen und dich mal ordentlich erholen."

Ich, eine 46-jährige Frau, fühle mich durch das viel zu persönliche `Du´ irgendwie nicht richtig ernst genommen, möchte aber auch nicht als Hypochonder oder gar Snob abgestempelt werden. Daher akzeptiere ich ohne Widerrede und Protest ihre lächerliche Kurzuntersuchung. Schließlich hat diese legere Ärztin auf Google nur beste Rezensionen …

An die Zeit danach bis zu meiner endgültigen Diagnose habe ich nicht mehr allzu viele Erinnerungen. Ich weiß nur noch, ich google viel zu viel, versuche verzweifelt, mir einen Reim auf diese verdammten Knödel zu machen und suche ständig nach weiteren charakteristischen Symptomen in meinem Körper. Ich komme nicht zur Ruhe, es ist schon jetzt ein Alptraum. In mir ist und bleibt eine verstörende Unruhe und Furcht, die mir niemand mehr nehmen kann …

An mein bis dahin persönlichstes Gespräch mit einer jungen Ärztin im Spital in Altemps, die die Angst in meinen Augen förmlich zu lesen schien, erinnere ich mich aber noch ganz genau. Sie fragte mich bei einer der folgenden Ultraschallkontrollen, ob ich ein leichtes Beruhigungsmittel bis zu meiner endgültigen Diagnose wolle. Ich bejahte und schaute ihr dankbar in die Augen, denn darin sah ich echtes Mitgefühl und große Traurigkeit. Ich fragte sie, ob sie Kinder hat, worauf sie nickte.

„Wissen Sie, das Leben ist schon hart und gnadenlos. Es könnte doch einfach alles wieder gut sein, so wie es immer war. Aber mit einem einzigen Satz von Ihnen könnte für mich bald alles zu Ende sein. Alles vorbei und finito, verstehen Sie?“, gebe ich ihr fast flehentlich zur Antwort.

Ja, Leben und Sterben sind einander so nah. Das war mir noch nie so bewusst wie gerade eben in diesem einen Augenblick. Ich beobachte, wie sie ihre aufkeimenden Tränen tapfer zurückdrängt, mir einen schnellen, warmen Händedruck schenkt und noch alles Gute wünscht …

Anfang März 2019

Auf meinen eigenen Wunsch hin habe ich nach mehr als zwei Wochen ungewisser Wartezeit, mit weiteren Blutproben ohne Ergebnis, die unausweichliche Operation hinter mich gebracht. Kompromisslos drängte ich darauf, mir den größten Knoten für genauere Detailuntersuchungen zu entnehmen.

Die Wunde pocht zwar etwas, wesentlich schlimmer ist jedoch mein migräneartiges Kopfweh. Trotz mehrerer starker Schmerzmittel, die direkt in meinen Kanülenzugang eingeleitet werden, verspüre ich keinerlei Besserung.

Ich erinnere mich, dass ich mich auch zu Hause wie gelähmt von den grässlichen Kopfschmerzen fühlte. Wie in Trance marschierte ich durch die ewigen Stunden der Tage.

Noch immer habe ich keinerlei Ergebnisse, außer, dass es prinzipiell alles sein könnte. Es fehlen die detaillierten Auswertungen des Gewebes der zuständigen Pathologin für genauere Informationen und eine Diagnose. Wieder muss ich warten, bis ungefähr zur Mitte der Woche. Jeder einzelne Tag vergeht wie in Zeitlupe.

Bis zu jenem entscheidenden Mittwochnachmittag, der mein Leben wohl für immer verändern wird …

Ich verbringe besagten Mittwoch auf dem Sofa, unfähig, auch nur einen klaren Gedanken zu fassen. Ich warte stundenlang auf den hoffentlich befreienden Telefonanruf des schon etwas älteren Oberarztes, zu dem ich inzwischen Vertrauen gefasst habe. Etwas tief in mir drinnen klammert sich noch an den Glauben, dass alles gut ist. Wie sagt man so schön? Die Hoffnung stirbt zuletzt …

Den ganzen frühen Nachmittag über schweigt mein Handy, bis es um 16 Uhr doch noch klingelt.

Warum so spät? Ist die Nachricht, die auf mich wartet, denn so schrecklich? Mit zitternder Hand nehme ich ab.

„Hier spricht die Sekretärin von Dr. Gebauer. Er lässt fragen, ob Sie in einer Viertelstunde im Spital sein können. Sie wissen ja, erster Stock, innere Ambulanz."

Warum gibt mir mein Arzt nicht sofort telefonisch Entwarnung? Warum lässt er mich im Ungewissen und stattdessen sofort bei ihm antanzen? Tief drinnen kenne ich die Antwort.

„Reine Routine, die dürfen am Telefon gar keine Auskunft geben", beruhigt mich mein Mann. Allerdings registriere ich ein leichtes Zittern in seiner Stimme.

Im ersten Stock sind wir beide die letzten Patienten beziehungsweise Besucher. Nervös laufe ich zwischen all den Stühlen im Vorzimmer auf und ab, eine geschlagene Viertelstunde lang.

Endlich öffnet sich die Glastür. Mit ernster Miene und sichtlich berührt, bittet uns der Arzt auf den beiden nebeneinanderstehenden Stühlen Platz zu nehmen.

„Es tut mir wirklich sehr, sehr leid, liebe Frau Schönberg. Aber wie Sie selbst ja schon länger befürchtet haben, kann ich Ihnen heute leider keine gute Nachricht überbringen."

Wie bei Heidi Klum, denke ich mir in makabrer Weise. Ich habe heute leider kein Foto für dich. Mein Schicksal ist damit besiegelt.

Sofort befinde ich mich wieder als Protagonistin in dem schrecklichen Gruselfilm, der vor meinen inneren Augen abläuft. Alles ist surreal. Ich glaube zu träumen …

Den behutsam gewählten Worten des Arztes kann ich nur noch in Bruchstücken folgen. Er schwafelt noch etwas von Lymphdrüsenkrebs, besser gesagt, ein hoch malignes Lymphom, vermutlich noch in einem Anfangsstadium … heute schon behandelbar … seit damals viel getan … morgen früh zu detaillierten Untersuchungen für ein paar Tage ins Spital, dann wissen wir bestimmt mehr …

Ich habe genug gehört. Der Schock sitzt tief in jeder Zelle meines Körpers. Ohne ein Wort zu wechseln, hetzen Mark und ich schließlich zum Auto, fallen uns in die Arme und weinen.

Nach einiger Zeit fahren wir wortlos heim. Es gibt in diesem Augenblick einfach nichts mehr zu sagen. Das, wovor ich mich die letzten vierzehn Jahre immer instinktiv gefürchtet habe, ist wirklich eingetreten: Es ist die gleiche Art von Krebs wie bei meiner Mama …

„Ihre Mama wird's nicht schaffen! Wir haben tatsächlich selbst lange daran geglaubt. Es tut uns wirklich unendlich leid …"

Vier Monate voller Hoffen und Bangen, auch voller Gebete, voller Hoch- und Tieffahrten wie in einer Achterbahn, liegen hinter meinem Vater, meinen Schwestern und mir.

Bei jedem der Besuche im Spital brachte ich Mama etwas Selbstgebasteltes meiner Tochter Luna mit. Die war zu der Zeit gerade einmal zweieinhalb Jahre alt und konnte nicht verstehen, wieso Oma nicht mehr täglich auf Besuch kam.

Umsonst, alles umsonst, das Lymphom wird also gewinnen. Gnadenlos.

An einem Dienstagnachmittag gegen 15 Uhr erreichte mich dann die endgültige Nachricht, vor der ich mich im Grunde wochenlang gefürchtet hatte. Mama ist tot. Der Kampf ist vorbei.

Wir Kinder sollten sofort ins Spital fahren, um uns von ihr zu verabschieden. Am Sterbebett sah ich die leere Hülle meiner geliebten Mama. Ich fühlte mich absolut alleingelassen, ja verlassen und erkannte, Schmerz vereint nicht, er trennt. Und er macht einsam.

Wir fielen uns nacheinander kurz in die Arme, vom Schmerz gezeichnet, aber jede von uns trauerte für sich und auf gänzlich unterschiedliche Art und Weise. Jede

Einzelne wusste, dass sie ihren Lebensmenschen, ihren persönlichen Mittelpunkt, unwiederbringlich und für immer verloren hatte. Nie im Leben habe ich mich einsamer gefühlt als genau in diesem Moment …

Eine Bekannte murmelte beim Kondolieren etwas von `gut gegangen und viel Leid erspart´. Ich spürte eine ungeheuerliche Wut in mir aufkochen und fuhr sie an, wer sie eigentlich glaubt zu sein. Später tat mir das aufrichtig leid. Sie hat's nur gut gemeint, wollte mich trösten. Sie konnte nicht wissen, dass es einfach keinen Trost gibt …

Meine beiden Kinder werden diese Oma nie kennenlernen. Diesen gütigen, liebevollen, sozialen und überaus intelligenten Menschen, den zu kennen eine Bereicherung gewesen wäre. Einen, der immer nur an andere dachte, nie an sich selbst.

Es tut weh. Unbeschreiblich weh. Die folgenden Monate werde ich den Stein, der auf meinem Herzen ruht, nicht mehr los. Wie ein leises Abkommen wird es den nächsten Jahren eine der Hauptaufgaben werden, unseren sanften, gutmütigen Papa liebevoll zu umsorgen.

Einerseits natürlich, weil wir Töchter ihn so lieben, andererseits aber auch, um Mama nahe zu sein. Das sind wir unseren Eltern einfach schuldig …

Mein Mann versucht, es meiner Tochter schonend beizubringen. Ich höre `sicher Anfangsstadium … gute Behandlungsmöglichkeiten … sehr gute Aussichten´. Luna weint leise, schluchzt dann laut auf und stürmt auf ihr Zimmer.

Ich kann nichts dagegen tun, bin völlig machtlos. Ich weiß nur, ich will meine kleine Familie vollständig um mich haben. Und zwar heute noch. Wer weiß denn schon, was morgen ist?

Mein Mann erfüllt mir diesen Wunsch und holt Ben von der Skiwoche in St. Josefshoch nach Hause, sodass wir am Abend noch einmal zu viert auf unserer Couch vereint sind. Es ist Familienrat, doch diesmal umklammern wir uns verzweifelt und weinen gemeinsam.

Nach einiger Zeit beruhigen wir unsere Kinder, so gut es uns möglich ist, und bringen sie zu Bett, wie damals, als sie noch klein waren. Wir bleiben allein zurück im Finsteren mit unseren Ängsten.

Mitten in der Nacht höre ich Mark in der Dunkelheit stammeln: „Versprich mir, so schnell geben wir nicht auf, mein Schatz!“

Mitte März 2019

Meine gesamte Familie steht unter Schock. Besonders meinem lieben 86-jährigen Papa, der sonst emotional recht stark ist, steht der Schmerz direkt ins Gesicht geschrieben.

Es tut weh, ihn so zu sehen. Ich gebe mich kämpferisch und schwöre mir, trotzig bis ins Mark, dieser verflixte, heimtückische Krebs wird mich nicht einfach so kampflos besiegen. Das schulde ich schließlich auch dem Andenken meiner Mama!

Was dann folgt, ist Einchecken im Spital. Ich habe etliche Untersuchungen in drei verschiedenen Krankenhäusern, darunter MRT, CT und sogar eine radioaktive Untersuchung, um die Regionen und die Zahl der betroffenen Lymphknoten penibel zu bestimmen.

Ich werde von verschiedenen Taxifahrern abgeholt und in das jeweilige Krankenhaus gebracht, lasse alles beinahe wie in Trance über mich ergehen. Ich befinde mich immer noch in einer Art Schockzustand …

Das vorläufige Ergebnis wird mir erst am Ende des zweiten Tages von meinem neuen Onkologen, Dr. Manzer, mitgeteilt. Es handelt sich tatsächlich um ein erstes Stadium und Gott sei Dank ist nur der obere Bereich der Lymphknoten betroffen.

Aber eine mögliche Behandlung und eine aussagekräftige Prognose können erst nach dem detaillierten pathologischen Befund erfolgen. Und der wird, bedauernswerterweise, erst in ein paar Tagen vorliegen.

Mir ist sofort klar, dieser Befund wird je nach Zellenart entscheidend sein für meine Prognose, meine weitere Zukunft auf Erden oder auch nicht. Also heißt es wieder warten, warten, warten, und zwar mehrere Tage lang.

Dieses Warten wird immer mehr zu meinem erbitterten Feind. Vier Tage und schlaflose Nächte später sitzen Mark und ich wieder Dr. Gebauer, dem Arzt der ersten Stunde, gegenüber und warten auf sein endgültiges Urteil.

Es ist die erhoffte, sehr bösartige Zelle. Das klingt zwar paradox, doch spricht diese empfindlicher und besser auf die Behandlung an als eine weniger bösartige. Wahrscheinlich …

Erst einmal verspüren wir Erleichterung. Doch gleich darauf werde ich vorbereitet.

„Liebe Frau Schönberg, die gute Nachricht, Ihre Prognose ist also durchaus eine aussichtsreiche und viel bessere als diejenige damals vor fünfzehn Jahren. Sie wissen schon … Die schlechte, die Behandlung wird leider kein Spaziergang werden. Ich sag's Ihnen lieber offen und ehrlich. Wir werden bei Ihnen mindestens vier hoch dosierte Polychemotherapien in Abständen von jeweils drei Wochen benötigen."

Ich schlucke kräftig, denn ich weiß ziemlich genau, was das in der Realität bedeutet …

Mama liegt in einem weißen Nachthemd im Bett. Sie ist völlig abgemagert, aber sie lächelt, als ich hineinkomme. Ich gebe ihr ein vorsichtiges Küsschen. Kurz spüre ich einen heftigen Stich in der Magengegend. Es tut so unbeschreiblich weh, richtiggehend körperlich weh, Mama so hilflos und schwach daliegen zu sehen. Ein junger Pfleger betritt den Raum.

„Das ist mein lieber Johannes. Er ist ein Engel. Er hilft mir, wo er nur kann", flüstert sie mir mit zittriger Stimme zu.

Kurz steigt Wut in mir hoch. Mama, ich bin's doch, deine jüngste Tochter Anna, der du einfach alles bedeutest, die du seit der Geburt deiner Enkelin fast täglich besuchst und der du mit dem Baby hilfst, wo du nur kannst. Und du redest liebevoll von einem dir völlig fremden jungen Mann?

Ich ermahne mich selbst, denn mir ist klar, das ist nicht mehr meine herzensgute, liebste Mama. Zumindest nicht die, die ich in- und auswendig kenne.

Nein, das ist nur noch ihr malträtierter Körper, der mit Drogen vollgepumpt ist, um all das zu ertragen …

Meine Art, mit der Erkrankung umzugehen, ist absolut gnadenlos. Kaum zu Hause angekommen, benachrichtige ich umgehend meine Familie, alle Freunde und einige gute Bekannte mit einer schlichten WhatsApp-Nachricht. In wenigen kurzen Sätzen konfrontiere ich sie beinhart mit den bereits bekannten Fakten.

Meine Busenfreundin Lea, mit der ich annähernd täglich telefoniere, steht sofort auf der Matte, umarmt mich innig und weint mit mir.

Hinterher wird mir erst bewusst, dass diese direkte, schonungslose Form der Benachrichtigung einige Menschen in meiner Umgebung vielleicht irritiert oder überrumpelt hat.

Heute ist mir klar, ich hatte es damals irgendwie leichter als manch anderer. Für mich gab's nur diesen einen Weg, immer nur geradeaus. Ich musste da durch. …

Was aber, wenn ich hätte wählen können, wie zum Beispiel meine Bekannten? Konfrontiere ich mich selbst mit dem Leid und der Krankheit einer anderen Person? Oder eher nicht?

Ich erlebte in Folge tatsächlich beides in meinem Umfeld. Ich kann die Menschen, die mir ab jener Zeit eher aus dem Weg gehen, sogar verstehen. Leider sind unter ihnen auch einige, die mir sehr nahestehen.

Weh tut es trotzdem. Unendlich weh …

Ende März 2019

Mein Feind, das Warten, ist allgegenwärtig. Im Prinzip warte ich nur noch auf den Start der ersten Therapie, die wiederum nicht vor dem sogenannten Tumorboard stattfinden kann. Das ist eine landesweite Videokonferenz der erfahrensten Spezialisten verschiedener Spitäler der Region, bei der jeder Patientenfall einzeln durchgegangen wird.

Am liebsten wäre mir ein schnelles `Augen zu und durch´ gewesen. Doch es bleibt mir ja keine Wahl …

Mein Verstand versucht, mich vom Sinn dieses Boards zu überzeugen, bei dem sich mehrere Fachärzte beraten. Die verbleibenden Tage erscheinen mir wie Jahre.

Mir geht es in dieser Zeit körperlich relativ gut. Ich bin zwar erschöpft, kann aber nicht wirklich unterscheiden, ob diese Müdigkeit und meine ständige leichte Übelkeit vom Schock herrühren oder doch bereits von der Krankheit …

Es gibt bis zu meiner ersten Therapie noch einiges zu tun. Ich muss mich endgültig entscheiden, ob ich zur schulmedizinischen auch noch eine oder mehrere alternative Hilfen in Anspruch nehme. Allerdings habe ich dazu überhaupt keinen Zugang und somit auch null Ahnung von Alternativmedizin oder Esoterik generell.

Ich beginne verzweifelt zu googeln, gelange so vom Hundertsten ins Tausendste. Da finde ich moderne Hexen, die ihre Dienste als Medium anpreisen, zig Entspannungstechnik- und Fernbehandlungsanbieter, die auf Internetseiten für sich selbst werben. Was ist richtig, was ist falsch?

Ich bin ratlos, ahne aber instinktiv, dass ich nicht weit in die Ferne schweifen sollte. Genau zur rechten Zeit bekomme ich von meiner ältesten Schwester Katharina die Telefonnummer einer Strömerin. Diese hatte einem ihrer Lehrerkollegen bei seiner Erkrankung unglaublich geholfen. Dankbar nehme ich sie an, ohne Bescheid zu wissen, um was es sich beim Strömen genau handelt.

Noch am selben Abend rufe ich sie an. Als sich nach dem fünften Mal Klingeln immer noch niemand meldet und ich gerade auflegen will, höre ich ein geheimnisvolles Flüstern an meinem Ohr: „Hallo, ich befinde mich gerade in Abbano in Italien in einem Ruheraum und kann nicht laut reden. Ist es dringend?"

Na ja, denke ich und erkläre in aller Kürze meine Situation.

„Umschließe mit der rechten Hand ganz leicht den Daumen der linken für einige Minuten. Dann mach das Gleiche mit der linken Hand, mein Kind. Ich melde mich später."

Das Ganze hört sich für mich wie Hokuspokus an. Aber ich tue, was sie mir sanft befohlen hat, schließlich habe ich nichts zu verlieren. Absolut nichts.

Als kurz darauf ihr WhatsApp-Profilbild auf meinem Handy auftaucht, ahnte ich es bereits. Es zeigt eine ältere Frau mit weißen Haaren und gütigen Augen. Sie erinnert mich mit ihrem gewinnenden Lächeln etwas an meine eigene Mama.

Das wird der Beginn einer ganz besonderen Freundschaft werden …

Es ist Sommer, endlich sind Ferien. Ich liege frühabends mitten im warmen frischen Heu, das Bauer Alfons am Nachmittag mit seinem Traktor zu schönen Stapeln geformt hat. Gierig rieche ich daran. Es duftet eindeutig nach Sommer. Die Luft ist schwülwarm und gleißend aufgeladen von der heißen Tagessonne. Genau das liebe ich.

Aufgeregt schaue ich mit einem Auge aus dem herrlich nach Erholung und Freizeit riechenden Heu. Puh, keine Gefahr. Martin ist am anderen Ende der Wiese und hat schon fast alle gefunden, nur nicht meine gleichaltrige Volksschulfreundin Sarah und mich. Ich zittere leicht am ganzen Körper, aber es ist das Zittern einer positiven, aufgeregten Anspannung und Erwartung.

Werden wir aufgespürt oder schaffen wir es, unentdeckt zu bleiben? Dicht neben mir vernehme ich den schweren Atem meiner Freundin. Wir beide halten uns, kindlich verschwörerisch, an den Händen und bleiben schließlich als Letzte in unserem Versteck übrig, obwohl Sarah und ich die jüngsten aller Nachbarskinder sind. Juchhu – gewonnen …

Wenig später ruft meine Mama laut aus dem weit geöffneten Küchenfenster, so wie allgemein üblich in unserer Gegend: „Abendessen Anna."

Oh nein, jetzt schon? Es ist also tatsächlich bereits 18 Uhr, Zeit fürs Abendbrot. Wie schnell dieser Ferientag voller Freiheit doch vergangen ist. Ich spüre intuitiv, das Leben als Kind ist wunderbar und leicht.

Und noch heute habe ich an lauen Sommerabenden genau dieses Aroma der unbeschwerten Kindheit in meiner Nase …

Am nächsten Tag bekomme ich von meiner Freundin Lea die Adresse und Telefonnummer eines der angesehensten und gefragtesten Naturheiltherapeuten des Landes. Aufgrund der Dringlichkeit erhalte ich tatsächlich bereits innerhalb der folgenden Tage einen Termin.

In seinem altmodisch-ehrwürdigen, aber originell eingerichteten Behandlungszimmer stehen tausende Fläschchen mit unterschiedlichen Kügelchen, Globuli genannt, und Wässerchen herum. Ich bleibe anfangs eher skeptisch. Irgendwie empfinde ich es hier, als wenn die Zeit vor einigen Jahren stehen geblieben wäre. Doch genau das beruhigt mich auch auf seltsame Art und Weise …

Ein älterer Mann, schätzungsweise in den 60ern, betritt mit etwas mürrischem Gesichtsausdruck schließlich den Raum. Herr Häringer setzt sich wortlos an seinen Schreibtisch, würdigt mich dabei anfangs kaum eines Blickes und fragt dann unvermittelt, warum ich denn hier sei.

Ich erzähle ihm kurz von meiner Familie, von den letzten furchtbaren Wochen der Ungewissheit und von der Diagnose. Ich schildere ihm meine schwere Erkrankung und die momentanen Symptome wie Müdigkeit, heftige Kopfschmerzen, so wie heute, und eine gelegentlich abgrundtiefe Verzweiflung.

Ohne aufzublicken, tippt der Naturheilpraktiker eifrig in seinen Computer. Plötzlich sieht er mich eindringlich an.

„Na ja, wahrlich keine leichte Krankheit", meint er nachdenklich und nicht gerade zu meiner Freude. „Allerdings haben Sie mir ja vorhin indirekt schon erzählt, was in Ihrem Leben in letzter Zeit falsch gelaufen ist."

He, was meint er denn damit?

Unbeirrt und unerbittlich setzt Herr Häringer fort: „Sie regen sich über unwichtige Kleinigkeiten in Ihrem Alltagsleben viel zu viel auf, stressen von einer Tätigkeit zur nächsten und nehmen sich keine Auszeiten. Sie sind praktisch eine Perfektionistin im Dauerstress, die sich oft unbewusst überfordert, stimmt's?"

Na ja, stimmt schon. Aber wer ist das heutzutage nicht? Bin ich, seiner Meinung nach, etwa selbst für mein Schicksal verantwortlich?

Ich schaue dem Staub in den Ecken meiner Hütte unter Umständen tagelang seelenruhig zu, ohne nervös zu werden und gleich zum Besen zu greifen. Ha, von wegen perfektionistisch. Aufräumen ja, aber putzen? Beim Aufräumen habe ich wenigstens den Sofort-Effekt, indem jeder die wunderbare Ordnung sieht. Wohingegen Putzen zweifelsfrei eine Sisyphus-Arbeit darstellt, wenngleich ab und an notwendig. Leider …

Ein Gefühl der Befriedigung oder gar der Befreiung durch Putzen? Bei mir absolute Fehlanzeige. Obwohl, das bedeutet zugegebenermaßen eher, dass ich schlicht und ergreifend keinen Putzfimmel habe.

Allerdings hätte ich mich bis vor Kurzem noch als glücklichen Familienmenschen bezeichnet. Da haben wir's. Eigentlich ist und war alles in Butter …

Ich merke, wie ich gerade versuche, mich vor mir selbst zu rechtfertigen. Das ist kein gutes Zeichen. Irgendwie fühle ich mich ertappt und durchschaut.

Im Nachhinein betrachtet glaube ich, dass es in einem Krankheitsfall wie dem meinen keine Schuld im eigentlichen Sinne gibt. Der Umstand ist in allererster Linie auf Glück oder Pech zurückzuführen.

Wie von mir interpretiert, ist es vermutlich so nicht gemeint gewesen, denn Herr Häringer lässt diese Feststellung einfach ohne Kommentar im Raum stehen. Nichtsdestotrotz bewirkt seine Anmerkung sofort eine kritische Reflexion auf meine sehr hektische, stressbehaftete Lebensweise in den letzten Monaten.

Mir ist bereits zu diesem Zeitpunkt klar, dass es bestimmt kein Fehler ist, die eigenen Verhaltensmuster und verselbstständigten Eigenschaften gelegentlich zu hinterfragen.

Zum Schluss der Behandlung legt der Naturheilpraktiker seine Hände für ein paar Minuten auf meinen Oberkopf, dann auf meinen Nacken. Mir wird dabei innerlich wohlig warm und ich empfinde seine Berührungen als angenehm.

Schließlich gibt er mir einen Ratschlag: „Bitte, liebe Frau Schönberg, denken Sie gut. Das bedeutet, seien Sie zuversichtlich, das ist ganz wichtig."

Der angesehene Experte behandelt mich außerdem noch mit einer weiteren seiner bewährten naturheiltherapeutischen Methoden. Danach drückt er mir ein Rezept für ein unterstützendes, die Chemotherapie begleitendes Mittel in die Hand und einen kleinen Zettel mit einem Gebetsspruch, den ich öfter am Tag wiederholen soll. Dann wünscht er mir einstweilen alles Beste und viel Glück.

Er verspricht zu meiner Beruhigung und Erleichterung, trotz meiner immer noch vorhandenen Skepsis, mich in nächster Zeit zusätzlich auch aus der Ferne zu behandeln. Solange, bis ich wieder zu ihm kommen kann.

Erst auf dem Heimweg registriere ich, dass mein scheußliches Kopfweh komplett weg ist. Es entwickelt sich in weiterer Folge ein fast väterliches, freundschaftliches Band zwischen uns. Ich vertraue ihm voll und ganz. Bis heute, unbestritten und vollkommen zu Recht …

Ein letzter Gang steht mir noch bevor, ehe Aktion X, sprich die Chemo, losgeht.

Bei einer meiner letzten Blutkontrollen im Spital werde ich von einer sympathischen Ärztin mittleren Alters behandelt.

„So so, Sie sind also die junge Frau, die an der gleichen Krankheit leidet wie Ihre Mutter einige Jahre zuvor."

Erstaunt sehe ich sie an. Aha, sie weiß also genauestens Bescheid. Meine Krankengeschichte scheint sich im Altempser Landeskrankenhaus bereits herumgesprochen zu haben. Na ja, die ist auch nicht ganz alltäglich …

„Liebe Frau Schönberg, darf ich Ihnen einen Rat geben, gewissermaßen von Frau zu Frau? Sie benötigen dringend eine Perücke bei Ihren schönen langen Haaren. Glauben Sie mir“, appelliert sie fast beschwörend und greift unmittelbar danach zum Telefon. Bevor ich überhaupt antworten kann, ist auch schon ihr eigener Friseur am Apparat.

„Ja, Bernie, eine junge Frau. Leider vom Krebs getroffen, eine mit sehr langen, hellbraunen Haaren. Heute um 19 Uhr? Perfekt.“

Mark und ich fahren am Abend in die kleine Landeshauptstadt Brigant und betreten neugierig Coiffeur Bernies Reich. Und wir staunen, denn wir befinden uns in einem stylischen Friseursalon wie mitten in irgendeiner hippen deutschen Großstadt.

Ich habe den Eindruck, ich kenne diese Szene schon aus dem Fernsehen. An den Wänden hängen riesige Fotos bekanntester Filmstars der 20er und 30er-Jahre, alle Möbel sind im Art-déco-Stil.

„Bitte, nehmt doch Platz, meine Schönen. Ich bin in zwei Sekunden bei euch“, säuselt der offensichtlich homosexuelle, sympathische Hairstylist Bernie im besten mittleren Mannesalter. Er eilt im wahrsten Sinne des Wortes, motiviert bis in die Haarspitzen, zu uns in seinem komplett weißen, luftigen Outfit, die leicht ergrauten Haare zum lockeren Pferdeschwanz zusammengebunden.

Bernie geht nicht, er schwebt. Zwei weitere Kundinnen befinden sich noch immer im Geschäft, leere Kaffeetassen und Prosecco-Gläser vor sich.

„Bernie, bringst du mir bitte noch ein Gläschen von diesem köstlichen Perlwasser?“, fragt eine adrette ältere Dame in ihrem vornehmsten, affektiertesten Stadttonfall. Dabei zeigt sie auf ihre leere Sektflöte.

„Aber natürlich. Ich bin schon wieder bei dir, Liebes“, gibt er entzückt lächelnd zurück und entschwebt nach hinten, voll in seinem Element.

Ein Hairstylist aus Berufung und mit Leidenschaft. Und schon auf den allerersten Blick ein außergewöhnlich liebenswerter und vertrauenswürdiger Mensch. Ein Original, wie es im Buche steht.

Keine Frage, er ist der Liebling aller Frauen. Genau wie die in diesen neuen deutschen Komödien. Ein Mann, der die Frauen versteht und verehrt. Wunderbar, absolut genial!

Mark und ich schauen uns verstohlen aus den Augenwinkeln an. Wir müssen beide grinsen und kichern wie kindische Teenager. Für einen kurzen Moment vergesse ich alle Sorgen.

Ja, ich amüsiere mich regelrecht. Das ist viel wert in diesen bangen und trostlosen Stunden. Das Leben scheint einfach nur schön und interessant zu sein. Ein ausgelassenes Lachen seit ewigen Zeiten …

Nach langem Hin- und Herprobieren der verschiedensten Langhaarmodelle kaufen wir schließlich das teuerste Stück. Es ist mit teilweise eingearbeitetem Echthaar und kostet schlappe 1.700 Euro.

„Damit du dich auch wohlfühlen kannst, Schatz", flötet Bernie sanft und mein Mann nickt zustimmend.

Wohlfühlen …

Ich werde die Perücke keine zehnmal tragen.

Am Abend vor Tag X kommt mich Lea, die außergewöhnliche Rothaarige, noch ein letztes Mal besuchen. Sie ist die Bezugsperson, mit der ich seit unserer Gymnasialzeit, also seit mehr als dreißig Jahren, besonders innig befreundet bin.

Als Parade-Hobby-Köchin, das genaue Gegenteil von mir, bringt sie an diesem Abschiedstag einen meiner Lieblingskuchen aus ihrem unendlichen Repertoire an Köstlichkeiten mit, eine perfekte Schwarzwälder Kirschtorte.

Außerdem überreicht sie mir noch einen riesigen, selbst zusammengestellten Blumenstrauß à la

Lea. Einen, wie ihn einzig und allein nur sie mit ihrer ungeheuren Kreativität zaubern kann.

Beim Lebewohlsagen bleiben wir für einige Minuten schluchzend in unserer innigen Umarmung stehen.

„Hey du, mach's gut. Nein, versprich mir, dass du's gut machst, hörst du? Ich halte für dich derweil die Stellung im allgemeinen Chaos, Kleine", beschwört sie mich.

Ich kann nichts erwidern vor lauter schmerzvoller Rührung. Ein regelrechter Weinkrampf schüttelt mich und auch sie. Dann, nach ein paar Minuten, nehme ich mich schließlich zusammen, schaue sie durch meinen Tränenschleier lächelnd an und drücke sie noch ein allerletztes Mal.

Wir ahnen es beide. Es wird ein Abschied für lange Zeit und ich werde als eine andere wieder heimkommen …

Der erste Zyklus

Ich drücke und umarme meine Kinder, wie immer. Sie gehen zur Schule, wie immer. Doch eigentlich ist heute gar nichts wie immer. Denn er ist da, der Tag X. Und das ist gut so. Ich bin bereit. Mehr als das …

Wer jedoch glaubt, man könnte einfach am Handgelenk eine Kanüle legen und dann mit der Chemotherapie beginnen, der irrt sich gewaltig. Ich war auch so jemand.

Beim Einchecken am ersten Tag des Zyklus Nummer eins werde ich aufgeklärt, dass zuallererst ein Port gelegt werden muss. Es handelt sich bei dieser Operation um das Einsetzen eines Chip im Brust-Schulterbereich, von dem aus dann die Leitung zu einer der Hauptvenen gelegt wird.

Ein Problem ist, dass dünne Adern, wie zum Beispiel die an den Handgelenken, der enormen Belastung nicht standhalten. Die Polychemo ist lang und strapaziös, weshalb dünne Gefäße sogar gesprengt werden könnten. Der Port dagegen wird vor jeder Behandlung mit einer Art Riesennadel im XXL-Format einfach wieder neu angestochen …

Als ich endlich aus der Vollnarkose erwacht bin, werde ich, noch in meinem OP-Bett liegend, von einem der jungen Zivildiener in Uniform weggebracht. Ich lande in einem Dreierzimmer im sechsten Stock, innere Abteilung, in dem einzig und allein eine über 90-jährige Frau liegt.

Sämtliches Spitalpersonal scheint die betagte Dame bereits bestens zu kennen, denn ausnahmslos alle Schwestern und Pfleger kümmern sich rührend um sie. Alle behandeln diese uralte Frau mit Respekt sowie gebührender Ehrfurcht und sie ist sichtlich dankbar dafür. Das zu beobachten ist beeindruckend und schön.

Mein Mann, der mich zum Krankenhaus gebracht hat, ist inzwischen ins Büro zur Arbeit gefahren. Ich werde ihm eine WhatsApp schicken, sobald ich endlich am Chemo-Tropf hänge. Doch meine Hoffnung, noch am selben Tag mit der ersten Therapie starten zu können, erfüllt sich nicht. Wieder ist mein Feind da, das Warten …

Ich versuche zu schlafen, doch das Nachtlicht, die seltsamen Krankenhausgeräusche, das laute

Atmen meiner Nachbarin, meine eigenen Horrorvisionen, aber vor allem meine unheimliche Angst verhindern ein friedliches Hinübersegeln. Trotz Schlaftablette …

Am nächsten Morgen wird mir die Endgültigkeit meiner Diagnose erstmals so richtig bewusst. Ich erliege hier nicht nur einer bösen Illusion, es ist alles, was geschieht, bittere Realität. Ein Horrorszenario.

Vierzehn Jahre lang, um genau zu sein, seit dem 7. Februar 2005, habe ich nicht mehr gebetet. Denn dieser 7. Februar ist der Todestag meiner Mutter und auch der meines Opas mütterlicherseits. Aber gleichzeitig ist es, kurioserweise, auch der Geburtstag meines Vaters.

Ich konnte es einfach nicht mehr. Meine Wut auf den eigenen Gott, dem ich doch so vertraute, meine grenzenlose Enttäuschung und Verbitterung über diesen schmerzlichen Verlust meines allerliebsten Herzensmenschen waren schlicht zu groß und zu erdrückend. Bis heute.

Schnell hole ich den kleinen Zettel mit dem getippten Spruch meines Naturheilpraktikers heraus. Ich konzentriere mich auf die Sätze dieses unscheinbaren Blattes. Sie prägen sich gleich in mein Gedächtnis ein.

`Ich bin gelassen und ruhig. Meine Organe und meine Lymphe arbeiten optimal. Sie sind gut durchblutet, voll funktionsfähig. Jetzt bis in alle Zeit. Amen´.

Ja, ich werde in der nächsten Zeit wieder lernen zu beten und zu hoffen. Und wie …

Ich liege entspannt in meiner Hängematte im Garten bei über 30 Grad im Schatten. Die Zeit zwischen meinen Lerneinheiten für die mündliche Matura in zwei Wochen nutze ich öfter zum Tagträumen. Mit meinen achtzehn Lenzen liegt mir schließlich die ganze Welt zu Füßen und mir steht einfach alles offen.

Vielleicht werde ich Filmstar und wandere nach Hollywood aus. Mal schauen. Oder ich werde eine weltberühmte Geigerin. Oder ich lerne meinen Traumprinzen kennen. Oder am besten alles zusammen.

Da, ich sehe ihn bereits ganz deutlich vor mir, dunkelhaarig, braun, muskulös gebaut, zärtlich und romantisch. Er kommt und holt mich mit seinem majestätischen Pferd direkt am weißen Sandstrand ab. Natürlich vom Filmset …

Vor meinen Augen taucht als Nächstes ein schönes Haus im mediterranen Stil mit großem Garten und einer blau-weiß-gestreiften Hängematte auf, in der zwei Kinder übermütig herumbalgen. Ja, meine prächtige Zukunft! Ich liebe das Leben.

Es ist Realität geworden. Beinahe …

Ich öffne meine Augen erst, als die Pflegerin des Tages wie ein Wirbelwind hereinstürmt, uns mit einem eiligen und lauten: „Schönen guten Morgen, die Damen!", begrüßt und meiner Zimmergenossin die Temperatur misst.

Es ist noch dämmrig draußen. Ich schaue verschlafen auf meine Uhr. Halb sieben. Fast die ganze Nacht lag ich wach, gepeinigt vom Damoklesschwert, das unbarmherzig über mir hängt. Ich fühle mich dementsprechend …

Die Krankenschwester kommt zu mir herüber, sieht mich neugierig und zugleich mitleidig an und wünscht noch einmal freundlich einen guten Morgen. Dann schaut sie auch bei mir, ob ich Fieber habe, misst meinen Blutdruck, checkt mein Gewicht und fragt nach meiner genauen Größe.

„Wissen Sie, das ist bei Ihnen besonders wichtig, denn die Menge der Flüssigkeiten bei Ihrer Therapie wird exakt auf die Quadratmeter Ihres Körpers berechnet."

Aha, sehr informativ.

„Kann ich noch kurz mit meinem Onkologen sprechen, bevor es losgeht?“, bitte ich inständig.

„Mal schauen, der Oberarzt ist gerade auf Visite und sehr beschäftigt. Lauter dringende Fälle seit gestern. Aber ich probier's mal“, verspricht sie mir augenzwinkernd.

Eine Stunde später sitze ich im leeren Wartezimmer des sechsten Stockes, innere Abteilung Dr. Manzer gegenüber, einem großen, sportiv und jugendlich wirkenden Mann, vermutlich etwas jünger als ich und nicht unbedingt Typ Arzt.

Ich schelte mich für meine Gedanken, denn das Aussehen einer Person lässt schließlich keine Rückschlüsse auf dessen Fachkompetenz zu. Dr. Manzer schaut mich auffordernd an.

„Noch irgendwelche speziellen Fragen, Frau Schönberg?“

Ich weiß nicht genau, was ich jetzt antworten soll. Die Wahrheit ist, dass es mich irgendwie beruhigt, ihn noch einmal zu sehen. Ihn, den für meine Behandlung und mich zuständigen und verantwortlichen Spezialisten und doch völlig fremden Menschen. Irgendwie Herrscher über Leben und Tod, zumindest in meinem Fall …

„Habe ich Chancen und werde ich wieder gesund?“, frage ich nach einigem Zögern mutig und zaghaft zugleich.

„Wissen Sie, Frau Schönberg, schauen wir der Realität ins Gesicht, ganz ohne Umschweife und ungeschminkt.

Ohne entsprechende Behandlung wären Sie vermutlich binnen weniger Monate tot. Allerdings habe ich Ihnen schon ein paar Mal versichert, dass es in Ihrem Fall aus verschiedenen Gründen gut ausschaut. Vor allem, da wir, respektive Sie, Ihre Krankheit bereits in einem frühen Stadium entdeckt haben. Vorausgesetzt, Sie vertragen die zugegebenermaßen harte Therapie. Wovon ich einmal ausgehe. Sie sind doch noch jung.“

Na ja, jung hat mich nun wirklich schon lange niemand mehr genannt. Ich bin beinahe etwas geschmeichelt, zumindest jedoch amüsiert.

„Und glauben Sie mir, das kann ich bei Weitem nicht zu jedem Patienten auf dieser Station sagen. Doch ich verstehe natürlich Ihre Ängste. Schließlich sind Sie zum ersten Mal in Ihrem Leben mit Ihrer eigenen Endlichkeit konfrontiert“, fährt er fort.

Ja, das ist es, mit meiner eigenen Endlichkeit konfrontiert …

Die Worte hallen nach in meinem Kopf und werden mich an diesem Tag noch stundenlang begleiten.

Dann lässt mich der Arzt allein mit meinen Gedanken, als sich auf einmal die Tür öffnet und ein türkisches Ehepaar in meinem Alter hereinkommt.

Die Frau hat eine Totalglatze. Sie sieht ausgemergelt, abgemagert und dadurch etliche Jahre älter aus, als sie vermutlich ist. Mit ihren leeren, ausdruckslosen Augen nickt sie mir kurz zu. Nur mit großer Mühe kann sie sich mit der Hilfe ihres Mannes auf den bequemen Lehnsessel im Vorzimmer setzen.

Ich merke durch ihre warmen Blicke in meine Richtung, dass die beiden gerne reden würden und schaue sie aufmunternd an. Der Mann winkt mich scheu und möglichst unauffällig zu sich. Ich folge seiner Aufforderung.

„Weischt du, Frau haben Bauchspeicheldrüse … schon acht Chemotherapie … und was du?“

Ich informiere ihn kurz, vermeide aber dabei bewusst das schreckliche K-Wort, das ich aufgrund all des Leids, das es über unsere Familie gebracht hat, weder aussprechen kann noch will.

Die Frau tut mir unbeschreiblich leid. Sie versucht, mit mir zu reden, denn sie scheint um einiges besser deutsch zu sprechen als ihr Mann.

„Ich kann nix essen hier, denn die kochen nicht koscher", erklärt sie mir mit ihrer dünnen Stimme, warum sie eigenes Tuppergeschirr mit Essen von zu Hause mitgebracht hat.

„Ich habe auch für meine vier Kinder vorgekocht. Liebe Frau, ich weiß nicht, warum gerade ich. Niemand in meiner Familie ist krank. Niemand. Ich bin doch erst neunundvierzig."

Ich drehe mich weg, damit die beiden meine Tränen nicht sehen. Unter irgendeinem fadenscheinigen Vorwand wende ich mich ab …

Kurz vor Mittag kommt ein sehr junger Arzt in Erste-Hilfe-Uniform in unser Krankenzimmer. Er setzt sich wie selbstverständlich an den kleinen runden Tisch und deutet auf den Platz neben sich.

„Frau Schönberg, oder darf ich Anna sagen? Ich bin hier, um Sie, äh dich, über die möglichen Nebenwirkungen deiner Mehrfachtherapie aufzuklären."

Soso.

„Also", beginnt er in einem Tempo, dem ich nur schwer folgen kann, da ich bereits einige vorbereitende Cortisontabletten bekommen habe. Ich verstehe nur: …muss nicht alles davon zutreffen, kann aber … Hautausschläge … Schädigung der Nervenzellen und Organe … Spätfolgen, wie beispielsweise andere Tumore …

Lass mich endlich unterschreiben, Junge. Willste mein Autogramm, kriegste mein Autogramm. Ich signiere seit einigen Wochen doch einfach alles, was ihr mir gebt. Beinahe wie ein bekannter Filmstar, denke ich sarkastisch.

Als er endlich mit seiner Litanei fertig ist, setze ich mein Gekritzel möglichst rasch unter die Hinweise über die verschiedenen und möglichen Nebenwirkungen.

„Kämpfen“, lacht er mir zum Abschied noch zu und ballt motivierend die Faust. Dann folgt das Victory-Zeichen, bevor er endgültig aus der Zimmertür verschwindet.

Danach bekomme ich meine Chemotherapie. Es dauert neun Stunden. Ganze neun Stunden meines Lebens …

Vermutlich durch die Beruhigungstabletten nehme ich alles wie durch einen Schleier wahr. Die vielen verschiedenen Mittel und Flaschen in unterschiedlicher Größe und Farbe, die den ganzen Tag über nacheinander an den Kleiderständer, wie ich ihn nenne, gehängt werden. Auch mein Zeitgefühl ist komplett ausgeschaltet.

Ich kann mich jedoch genau an eine grell orange Flüssigkeit in einer kleinen Flasche erinnern, die mich stark an den Orangensirup aus meiner

Kindheit erinnert. Sie ist das Einzige, was eine direkte körperliche Reaktion in mir auslöst. Als sie an der Reihe ist, beginne ich plötzlich an die hundertmal hintereinander zu niesen. Sosehr ich mich auch bemühe, den Reiz krampfhaft zu unterdrücken, es will mir partout nicht gelingen.

Ich werde mich noch oft daran erinnern, denn die Schleimhäute werden in Zukunft zu einem meiner größten Probleme …

Der arme junge Turnusarzt, der nacheinander stundenlang alle Mittel im Laufe eines ganzen Tages anhängen muss, trägt Gummihandschuhe. Ständig.

„Wissen Sie, diese Chemikalien sind alle hochgradig giftig und dürfen keinesfalls mit Haut in Berührung kommen“, gibt er mir bereitwillig und beinahe entschuldigend Auskunft.

Nicht mit Haut in Berührung kommen, denke ich zynisch. Woraus bitte bestehe denn ich? Natürlich schweige ich. Was denn sonst …

Hoffentlich stimmt wenigstens die Reihenfolge der Gifte und sie vergessen keines davon, ist mein nächster Gedanke.

Aufgrund der vielen Flüssigkeiten muss ich dauernd zur Toilette gehen, was jedes Mal ein enormer Kraftakt ist. Ich muss den riesigen Ständer mit allen Chemoflaschen mitschleppen. Zusätzlich ist das daran befestigte Gerät, welches die wichtigen Daten liefert, so empfindlich, dass es bereits bei der allerkleinsten Erschütterung ein lautes Alarmgeräusch von sich gibt. Gefühlte fünfzigmal muss ich aufgrund des unerträglich lauten Klingeltons einen Pfleger rufen. Dieser versucht dann, alles wieder richtig einzustellen.

Ich schäme mich dafür, denn ich bereite ihm Arbeit, bin schwach und komplett auf die Hilfe anderer angewiesen. Angesichts dieser Tatsache blickt sogar die schwer kranke 90-jährige Dame mitleidig zu mir herüber.

„Alles geht vorbei, mein Kind", flüstert sie mir tröstend zu.

Aber ich will kein Mitleid. Niemand will Mitleid. Und ich schon gar nicht. Allerhöchstens Empathie.

Der Unterschied zwischen Empathie und Mitleid ist für mich ein riesengroßer. Mehr oder weniger fühlte ich mich immer stark und unabhängig in meinem Leben. Krankheit war für mich bisher ehrlicherweise ein Zeichen von Schwäche. So wie vermutlich für viele andere Menschen auch.

Doch ich will nicht schwach sein. Ich bin es nicht gewohnt, schwach zu sein. Jetzt bin ich am absoluten Tiefpunkt angelangt, abhängig von Pflegerinnen und Ärzten. Vollkommen surreal.

„Wie viel Flüssigkeit und Gift in einen einzigen menschlichen Körper passen“, wundere ich mich leise …

Die Tage danach

Mit meiner Strömerin Vera stand ich in der Zwischenzeit fleißig im WhatsApp-Kontakt. Selbst aus der Ferne ist sie bereits zu einer richtigen Vertrauten geworden. Sie gab mir den wertvollen Rat, während meiner Therapie so oft wie möglich an angenehme, frühere Begebenheiten oder schöne Bilder zu denken. Bevor ich wegdöse, probiere ich, genau das zu tun …

Ich schaue in den Spiegel und es gefällt mir, was ich sehe. Sehr sogar.

„Den Schleier vielleicht etwas tiefer", sage ich zu meiner Schwester Magdalena. Sie hat mich dezent geschminkt und für den großen Tag hergerichtet.

Stolz schreite ich mit meinen offenen schwarzen Haaren in meinem weißen, eher schlichten Kleid mit Carmen-

Ausschnitt und kurzer Schleppe meinem zukünftigen Ehemann entgegen. Er umarmt mich mit feuchten Augen und ist offensichtlich von seinen eigenen Emotionen überwältigt.

Kitsch pur. Ich muss mich mehrmals kneifen, um mich zu vergewissern, dass ich mich nicht in einem Traum befinde. Wir schauen uns verliebt in die Augen und steigen wie alle dreißig Gäste in das traumhafte Hochzeitsboot. Wir fahren von der kleinen kroatischen Insel hinüber aufs Festland, um uns in der katholischen Kathedrale von Rovinij romantisch das Ja-Wort zu geben.

Die Stimmung auf dem gemieteten, zum Partyboot umgebauten Fischkutter ist ausgelassen. Es werden reichlich Sliwowitz und Oliven gereicht. Der Kapitän bekommt zur Belustigung aller noch ein paar extra kroatische Geldscheine von meinem Papa für eine zweite, viel bejubelte Fahrt rund um die winzige benachbarte FKK-Insel.

Auf dem Festland angekommen, entledige ich mich meiner hohen Pumps und laufe einfach barfuß die steilen Pflastersteine bis zur weltbekannten Kirche der heiligen Euphemia hinauf. Zu meiner eigenen Hochzeit …

Einheimische in den engen Gassen winken uns begeistert zu. Ich fühle mich wie ein populärer Filmstar und winke begeistert zurück.

Das anschließende rauschende Fest mit Verwandten und Freunden auf der herrlichen Terrasse direkt über dem Meer wird spektakulär, dank der witzigen Programmpunkte und der ausgezeichneten kroatischen Partyband.

Ein Gefühl der absoluten Freiheit, trotz Heirat. Es ist einer dieser perfekten Tage in meinem Leben …

„Sofern Sie die Therapie vertragen und wir diese problemlos durchziehen können …"

Mitten in der Nacht wache ich mit diesem Satz im Kopf auf. Die Wirkung des Cortisons und der anderen Tabletten, mit denen ich vollgestopft worden bin, scheint nachgelassen zu haben. Meine Gedanken verselbstständigen sich zusehends und ich werde zum alten Kopfmenschen, der ich schon immer war.

Wissen die Ärzte eigentlich, dass jedes ihrer Worte von kritischen Patienten aufgesaugt wird wie ein Schwamm und dann noch auf der Waagschale landet?

„Sofern Sie die Therapie vertragen …"

Also ist es möglich, dass das nicht der Fall ist? Oder dass ich eine Erkältung aufschnappe und wir unterbrechen müssen?

Ich denke bewusst wieder an etwas Schönes. Tief schlafen kann ich allerdings nicht mehr.
Nach einer kurzen Ärztevisite am Vormittag holt mich mein Mann. Er wirkt müde und ich schaue ihn liebevoll von der Seite an. Der Tatsache, dass ich gleich zu Hause sein werde, sehe ich mit gemischten Gefühlen entgegen. Sicher, ich bin normalerweise gerne daheim, aber jetzt, in diesem neuen, veränderten Zustand?

Ich betrete langsam unser Haus, umarme kurz meine Kinder und merke dabei, dass mein Mann sie gut vorbereitet hat. Genau so, wie wir es besprochen haben …

„Ihr wisst, Mama hat jetzt eine schwere Zeit vor sich und wird oft anders sein oder reagieren, als ihr es gewohnt seid. Sie wird sich auch optisch verändern. Ihre Haare wird sie aller Wahrscheinlichkeit nach bald verlieren. Doch das ist nur vorübergehend. Macht euch keine Sorgen. Helft so gut ihr könnt, Mama wird schon in ein paar Monaten wieder ganz die Alte sein.“

Ich sehe mich zufälligerweise im Spiegel und erschrecke. Meine hell gefärbten Haare hängen fahl herunter, aber sie sind immerhin noch da. Ich bin leichenblass mit rotgeränderten Augen.

Vorsichtig lege ich mich aufs Sofa. Vento schnüffelt an mir, gerade so, als sei ich eine Fremde. Bin ich ja auch – in gewisser Weise. Alles ist wie immer und doch ganz anders …

Es ist schwer zu erklären, in welcher Sphäre ich mich gerade befinde. Der Begriff tranceartiger Zustand trifft es wohl am ehesten. Ich stehe auf eine unheimliche Art neben mir selbst, befinde mich nicht mehr wirklich in meinem eigenen Körper.

Es geht mir aber im Moment nicht so schlecht, wie ich es selbst von einer Chemopatientin erwartet habe. Irgendwie schwebe ich nur komplett neben mir, jedoch von der viel berüchtigten Übelkeit ist keine Spur.

Alles wirkt seltsam, irgendwie unecht. Plötzlich fühlt sich mein Haus nicht mehr wie mein Haus, mein Körper nicht mehr wie mein Körper und mein Leben nicht mehr wie mein Leben an. Bin ich wirklich erst gestern von hier weggegangen?

Unmöglich!

Die Zeit steht still …

Mitten in der Nacht schrecke ich trotz meines Schlafmittels hoch vor Schmerzen. Die Wunde des Ports, durch den am Tag die ganzen Stoffe geflossen sind, tut unglaublich weh. Sie ist knallrot, brennt wie Feuer und sticht erbarmungslos.

Ich kann in meiner Verzweiflung nicht anders, als mitten in der Nacht auf der inneren Abteilung anzurufen. Nur um mich zu vergewissern, dass dieses schreckliche Brennen und Stechen noch im Bereich des Normalen liegt. Die Nachtschwester erklärt mir geduldig, dass das bei einer frischen OP-Wunde durchaus öfter der Fall sei. Ich solle nicht in Panik geraten, sondern geduldig abwarten bis zum nächsten Morgen.

Irgendwie schäme ich mich. Bin ich zu wehleidig? Ich warte und warte daher wie üblich, bis ich frühmorgens trotz großer Schmerzen endlich in einen komatösen Schlaf falle.

Der einzige Bezug zur realen Welt besteht nun durch das Kommunizieren mit dem Handy. WhatsAppen mit meinen Schwestern, meiner Schwägerin und meinen Freundinnen wird für mich zur wichtigsten und einzigen Tätigkeit, zu der ich mich für eine lange Zeit in der Lage fühle.

Ich schicke Herzchen hierhin, Küsschen dorthin. Es ist in dieser Anfangsphase lebenswichtig für mich. Das Wissen, dass Menschen da sind, die gerade jetzt an mich denken, gibt mir enorm viel Kraft und Willen …

Ja, ich bin oft schwach und müde, jedoch von Tag zu Tag und sogar innerhalb eines einzigen Tages unterschiedlich intensiv. Richtig überwältigt bin ich, wie viel Liebe und Fürsorge mir in dieser für mich neuen Zeitrechnung von den Menschen in der Umgebung zuteilwird.

Meine zweitälteste Schwester Johanna kümmert sich besonders liebevoll und bekocht mich ein paar Mal die Woche mit den besten kulinarischen Köstlichkeiten, die man sich nur vorstellen kann. Noch dazu mit Zutaten aus hauptsächlich biologischem Anbau. Ebenso meine Schwiegermama.

Aber auch meine beiden anderen Schwestern Katharina und Magdalena sowie Schwägerin Melanie beteiligen sich regelmäßig an der Essensversorgung für meine vierköpfige Familie. Nach perfekter Absprache untereinander und mit abwechslungsreichen und gesunden Mittagessen. Und das, obwohl doch jede dieser Mamas mittags eine eigene hungrige Meute zu versorgen hat.

Mein Appetit ist zwar mau, doch die Kinder freuen sich, da ich zugegebenermaßen nicht gerade eine Haubenköchin bin.

Mir ist es peinlich, wie viel Arbeit ich in dieser Situation allen anderen bereite. So fühlt es sich also an, schwer krank und abhängig zu sein. Ohnmacht ist vielleicht das richtige Wort dafür.

Mehr als einmal denke ich, was für ein Glück es doch ist, so viele liebende, mitfühlende Menschen um mich zu haben. Aber auch, wie gut es doch ist, die Zukunft nicht voraussehen zu können …

Die ersten paar Tage, an denen ich noch regelmäßig Cortison und allerlei andere Tabletten nehmen darf, überstehe ich wie in Trance. Am dritten Tag ohne Stuhlgang und mit grässlichen Bauchschmerzen mache ich mir schließlich selbst zwei Einläufe. Die Schmerzen sind fast so groß wie bei meinen Geburten. Aber schließlich klappt es.

Nach genau fünf Tagen muss mein Körper dann ganz allein klarkommen mit seinem bedauernswerten Zustand. Es gibt überhaupt keine Mittel mehr.

Ab jetzt nehmen die allgemeinen körperlichen Beschwerden wie Kopf- und Rückenschmerzen oder das Brennen der Schleimhäute im Hals rapide zu. Ich versuche mit aller Macht, mich abermals so gut es geht wegzubeamen in andere Welten oder frühere unbeschwerte Zeiten …

Meine Freundin Lea lenkt den von ihrer Oma geliehenen coolen weißen Wagen in Richtung Riccione zum langersehnten Freundinnen-Strandurlaub in Italien. Wir öffnen alle vier Fenster plus Klappdach und fühlen uns wie in einem echten Cabrio. Wir sind Anfang zwanzig, beide frei wie Vögel, haben keine Verantwortung, keinerlei Pflichten und erst recht keine Zwänge.

Unglücklicherweise verlieren wir mitten auf der Strada del Sol unser hinteres Nummernschild, was uns jedoch nur ein amüsiertes und verschmitztes Grinsen kostet. Verbotenerweise parken wir der Einfachheit halber schnell auf dem Pannenstreifen und schreiben unsere Autonummer kurzerhand auf ein weißes Blatt Papier. Das befestigen wir provisorisch hinter der Heckscheibe. Italienische Leichtigkeit eben – la dolce vita …

Bereits am Nachmittag desselben Tages scheint die italienische Sonne heiß, aber angenehm auf unsere jugendlichen Körper. Ab und zu genießen wir eine kleine Abkühlung im angenehm kalten Nass der Adria.

Lea bemerkt die beiden rassigen jungen Italiener, die uns von weiter hinten interessiert beobachten, als Erste und macht mich auf die flirtwilligen Einheimischen aufmerksam. Wir lachen und fühlen uns geschmeichelt.

Die folgenden Tage lassen wir so gut wie nichts aus, was jungen Menschen Spaß macht. Einschließlich vieler temperamentvoller Strandpartys am Abend und abenteuerlicher Motorradfahrten ins italienische Hinterland tagsüber.

Unsere Outfits sind so gewagt, dass wir auf dem Weg zur südländischen Disconacht eines Abends unmittelbar hinter uns eine biedere, schon etwas ältere deutschsprachige Touristin ihren Begleiter fragen hören: „Du, Thorsten, meinst du, das sind italienische Nutten?"

Lea und ich schauen uns überrascht an, kichern drauflos und kriegen uns den restlichen Abend nicht mehr ein. Ein Lachkrampf jagt den nächsten, teilweise der unrühmlichen Tatsache geschuldet, dass wir beide nicht mehr als nüchtern bezeichnet werden können.

Es ist ein einmaliger, unvergesslicher und abenteuerlicher Urlaubstrip. Und die empörte Frage der deutschen Touristin ist bis heute einer unserer Running Gags …

Am siebten Tag nach der Therapie findet eine wichtige Blutkontrolle im Spital statt. Dafür muss ich aus meinem Versteck in der hinteren Couchecke, gut abgedeckt von unserer riesigen Zimmerpalme, aufstehen.

Es ist meine neue Schutzhöhle, der ideale Platz für jemanden in meinem Zustand. Ich kann meine Kinder perfekt beobachten, habe sie in meiner Nähe, ohne dass sie mich und mein Elend sehen müssen, wenn sie es nicht wollen.

Mark fährt mit mir ins Krankenhaus. Ich fühle mich extrem schwach und wackelig auf den Beinen und bin froh, mich beim Gang vom Auto zum Eingang wie ein Äffchen an seinen Arm klammern zu können.

Bei der Anmeldung sieht mich eine alte Bekannte vom Fußballplatz. Nach ihrem Verhalten und ihrem Blick in Richtung Boden zu urteilen, weiß sie schon Bescheid. Ich muss schrecklich ausschauen, ist mein erster Gedanke.

Ganz offensichtlich sind wir beide peinlich berührt und übersehen uns einfach, so gut es eben geht.

Die Blutwerte sind aber in Ordnung …

Der zweite Zyklus

Es ist Anfang April. Mein Mann und ich gehen abends regelmäßig mit unserem Hund Vento spazieren. Momentan halten wir es so, dass wir nach einer kurzen Fahrt mit dem Auto bis zu einem kleinen Bach erst einmal mühevoll aussteigen. Von dort aus probieren wir dann, wie weit ich komme …

Nach der ersten Therapie funktioniert das noch recht gut. Ich kann locker eine Viertelstunde am Stück auf der kleinen Kiesstraße langsam gehen, genau bis zum ersten Schrebergarten. Mit eisernem Willen schleppe ich mich beschwerlich noch einige Meter weiter, bevor Mark mich daran erinnert, dass es auch noch einen Rückweg gibt.

Wenn ich mich verschätze, was meistens der Fall ist, habe ich plötzlich Probleme beim Atmen und das Gefühl, keine Luft mehr zu bekommen. So, als ob ein riesiger Stein auf meiner Brust liegen würde. Der

Hals schmerzt sowieso, besonders auf der linken Seite. Aber jetzt ist es anders als früher, ein bis dahin unbekannter, unerträglicher Schmerz ist ständig bei mir. Innen drin scheint alles vollkommen wund und offen zu sein …

Das sind unsägliche Qualen, die mich von nun an monatelang ständig begleiten werden. Ein Schmerz, der bis heute geblieben und immer noch täglich spürbar ist. Ich nenne ihn von nun an einfach nur noch `Schleimhäute´.

Nach den zwei Wochen, in denen ich ruhig gestellt wurde, habe ich endgültig genug von meinem Feind, dem Warten. Jetzt ist es das Warten auf die nächste Therapie …

Beunruhigt wegen meiner ungewöhnlichen Beschwerden rufe ich wieder einmal im Spital an und bitte um einen Termin bei Oberarzt Dr. Manzer. Nur ungern und nach einigem Betteln bekomme ich ihn von der Sekretärin in zwei Tagen.

Ich konfrontiere meinen Onkologen nun zum ersten Mal mit einer typisch spießigen Lehrer-To-do-Liste, also einem von mir selbst zusammengestellten Fragenkatalog.

1. Wie ist meine Prognose?
2. Wie soll ich mich von jetzt an ernähren?
3. Was sollte ich auf keinen Fall tun?

4. Läuft alles nach Plan A?

Die Antworten sind einfach. Die Prognose ist sehr gut, wenn alles weiter nach Plan A verläuft. Ich soll mich normal ernähren und auch so verhalten. Und ja, Plan B steht ebenfalls.

Trotzdem hilft mir diese Kurzbesprechung wie ein Gang zum Psychologen. Zumindest in der ersten Phase, in der ich so sehr mit meinem Körper beschäftigt bin, dass ich keine Zeit für die Psyche oder Seele habe.

Ich weiß zwar instinktiv, dass ich gerade den wichtigsten Kampf meines Lebens führe, aber in dieser Anfangsphase verspüre ich nur bedingt so etwas wie Todesangst. Vor meiner Therapie war sie eindeutig da. Jetzt nicht mehr. Zumindest nicht bewusst. Ich bin emotionsfrei und neutral, irgendwie auf Autopilot gestellt.

So schnell wie möglich möchte ich in meiner unbegrenzten Naivität diese schreckliche Therapie einfach hinter mich bringen, um dann möglichst bald in mein altes Leben als freischaffende Musikerin und Violinlehrerin zurückzukehren. Doch ich irre mich gewaltig …

Die Schleimhäute haben sich, wie erhofft, nach zwei Wochen etwas erholt. Und ich mache das, was ich täglich jede einzelne Minute tue. Ich warte …

Für mich läuft der Countdown. Noch zwei Tage, noch einen Tag. Heute.

In der Anmeldung sitzt wie beim ersten Mal wieder die nette rothaarige Dame. Sie nimmt freundlich meine E-Card entgegen und gibt mir meine Unterlagen. Danach mustert sie mich einen Moment eindringlich.

„Sie schaffen das, ich spüre es. Sie sind eine starke Frau!"

Verwundert und dankbar blicke ich sie an. Wenn sie wüsste, was mir diese zwei Sätze bedeuten!

Im sechsten Stock ist ein Bett schon für mich vorbereitet, wieder in einem Dreierzimmer. Es ist mit einer Frau in den 60ern belegt, die augenscheinlich aufgrund ihrer zahlreichen Chemos glatzköpfig und körperlich schwer gezeichnet ist. So wirst du auch bald ausschauen, ist mein erster Gedanke.

Zu meiner Schande ertrage ich den Anblick der bleichen und abgemagerten Nachbarin mit kahlem Schädel kaum. Ich bin erleichtert, als der junge

Turnusarzt endlich den Vorhang vorzieht, um bei mir den Blutdruck zu messen und mein Herz abzuhören.

Ein Bett ist noch unbelegt. Es dauert nicht lange, da öffnet sich die Tür und die türkische Frau mit `Bauchspeicheldrüse´ wird von ihrem Mann dorthin geführt. Er winkt mir müde und traurig zu. Dann geht er wortlos hinaus.

Ein gut aufgelegter griechischer Assistenzarzt steht für uns Chemopatienten bereit, um schließlich den Port anzustechen. Bei mir funktioniert es erst beim dritten Mal.

„Madame, so ein verdammtes Teufelchen, Ihr Port … Aber jetzt haben wir dich, haha!", lacht er schlussendlich triumphierend vor sich her.

„Doktor, habe eine Wunde am Bauch. Sie geht nicht mehr richtig zu. Weiß auch nicht", murmelt neben mir, kaum hörbar, die schwerkranke türkische Frau. Ihre Augen füllen sich wie auf Kommando mit Tränen. Sie ahnt bereits, was das für sie bedeutet.

„Wir müssen Ihre morgige Chemotherapie leider bis auf Weiteres verschieben. Solange, bis die eiternde Wunde wieder ganz zugegangen ist. Die Schwester wird Ihnen nachher zeigen, wie Sie sie zu

Hause behandeln und verbinden müssen", stellt der Arzt nach einem kurzen Blick erbarmungslos fest.

Mein Mitleid ist grenzenlos. Ich kann die Frau nicht mehr ansehen, bis sie von ihrem verzweifelten Mann endlich abgeholt wird.

Die zweite Chemo läuft im Wesentlichen ab wie die erste. Sie dauert wieder mehrere Stunden und es gibt keine nennenswerten Zwischenfälle. Bei jeder neuen Krankenschwester und jedem Pfleger, die uns im Laufe des Tages und nach Schichtwechsel aufsuchen, merke ich ganz deutlich, sie alle haben Mitleid mit mir.

„Hey, Leute, ich will kein Mitleid, hört ihr!", möchte ich am liebsten laut schreien. Schließlich war ich bisher diejenige, die bemitleiden konnte …

Doch diesmal ist es, Gott sei Dank, etwas anders als beim ersten Mal. Denn ich habe für mich ein echtes Hilfsmittel entdeckt, das mir große Dienste erweist und auf das ich bis heute nicht mehr verzichten möchte: das Strömen.

Ich verbringe den unendlich langen Tag hauptsächlich mit Fingerströmen, einer Anfängerübung der alten japanischen Energielehre Jin Shin Jyutsu. Dabei wird jeder einzelne Finger einer Hand für mehrere Minuten leicht von der anderen Hand umarmt, um die Energieströme im Körper in Fluss zu bringen. Meine Lehrmeisterin ist Vera, die ich auch bald aufsuchen werde.

Noch etwas anderes ist, dank meiner beiden alternativen Therapeuten und Helfer unwiderruflich Teil meines Lebens geworden, das inständige Beten zu Gott. Ich habe ihn nach vielen Jahren endlich wieder in mir selbst gefunden, als meine Licht- und Energiequelle.

Am nächsten Morgen geht um Punkt acht plötzlich die Tür auf und vor mir steht mein lieber Herr Dr. Gebauer, der Arzt der ersten Stunde. Etwas väterlich Vertrautes verbindet uns beide. Er setzt sich zu mir ans Bett und fixiert mich.

„Na, wie geht's?“, fragt er nach einem langen Blick.

„Wie Sie gesagt haben, es ist kein Spaziergang“, entgegne ich lächelnd. Er ermutigt mich, meint, dass es bis jetzt gut ausschaut, warnt mich aber auch gleichzeitig.

„Seien Sie nicht deprimiert, wenn Sie sich bis zum Herbst oder noch länger nicht richtig gesund und auch nicht wirklich glücklich fühlen. Wissen Sie, die Erfahrung lehrt, das kann dauern. Lange dauern. Auch psychisch.“

Es war eine Warnung, die ich in ihrer ganzen Dimension aber erst heute so richtig verstehe …

Ich erlebe aufgrund der starken Schlaftabletten diesmal glücklicherweise eine traumlose Nacht. Wieder zu Hause überkommt mich abermals dieses seltsame Gefühl der totalen Einsamkeit. Meine Kinder sind da, mein Mann ist da. Alle sind sie da. Ich aber bin ganz allein. Einsam …

Es klingt zwar pathetisch, doch es stimmt. Im Ernstfall fühlt sich der Mensch allein. Genau dieses Phänomen habe ich schon vor einigen Jahren während der Krankheit meiner Mama erlebt. Ich spürte instinktiv, dass auch sie damals auf eine seltsame Art einsam und allein war.

Und nein, ich habe zu diesem Zeitpunkt kein Selbstmitleid. Dafür bin ich viel zu viel damit beschäftigt, meinen geschundenen Körper überhaupt auszuhalten. Ich stelle es einfach nur fest, frage nicht mehr nach dem Warum, denn ich weiß, auf gewisse Dinge gibt es einfach keine Antworten …

Johanna bringt uns erneut ein fabelhaftes Mittagessen mit frischen und leckeren Zutaten vorbei. Ich bin ihr so dankbar.

„Wie geht's dir denn heute, mein Schatz?“, fragt sie mich hoffnungsvoll.

„Danke, doch, doch, recht gut, geht schon“, ist meine karge Standardantwort.

Was soll ich auch anderes sagen? Ich möchte sie unter keinen Umständen enttäuschen, meine große Schwester mit den schönen dunklen Locken und den ausdrucksstarken Rehaugen.

Neben meinem engsten Familienkreis ist es gerade Johanna, die mich in naher Zukunft mit wohltuendem Zureden und Beruhigen durch die Therapie begleiten wird.

Ich merke außerdem, alle, ja wirklich alle, die mich gut kennen, leiden mit mir mit. Wenn auch ohne jegliche Vorstellung, warum eigentlich genau. Und das ist gut so. Ich aber verschwinde mehrmals die Woche, zumindest in meinen Gedanken, in eine traumhafte Kulisse …

Als ich von unserem im Sand geparkten, zuverlässigen und alten Wohnmobil an den hellbeigen Strand zurücklaufe, sehe ich das wunderschöne Schauspiel vor mir im Meer.

Eine bemerkenswert hohe Zahl von Kitesurfern ist in der gleißenden Abendsonne auf dem Wasser unterwegs. Sie alle fahren geradewegs in den herrlich goldenen Sonnenuntergang hinein.

Einige der Kiter vollführen sensationelle und meterhohe Sprünge. Sie gleiten dabei rasant, lautlos und scheinbar schwebend über die schimmernden Wellen. Mitten unter ihnen sind auch meine beiden Kite-Helden Mark und Ben. Es ist faszinierend, sie dabei zu beobachten.

Leider habe ich meinen Kopf generell lieber über als unter Wasser. Genau aus diesem Grund konnte ich mich selbst nie zum Kitesurfen aufraffen und überwinden.

Meinen Mann und Sohn verfolge ich aber mit bewundernden Blicken und auch mit einiger Sehnsucht. Ich kann mich hineinversetzen, welch unglaubliches Gefühl dieses Dahingleiten auf dem Wasser sein muss. Ein Gefühl der absoluten Freiheit …

Nach ein paar Tagen möchte ich endlich zu meiner Strömerin Vera, es zieht mich förmlich zu ihr hin. Ich überwinde mich und fahre selbst mit meinem Auto die kurze Strecke bis ins benachbarte Altemps.

Es ist nicht leicht, den Kopf zu drehen, aber es funktioniert. Ich hoffe, dass ich beim Ein- und Aussteigen von keinem Nachbarn gesehen oder gar von einem Polizisten angehalten werde.

Meine Kleidung besteht, wie an jedem dieser trostlosen und trüben Tage, aus einer weiten Jogginghose, selbst gestrickten Socken und einem übergroßen Sweatshirt.

Das Navi hilft mir bei der Suche. Da vorn, das muss das Haus sein. Von außen wirkt es groß, ein älteres Einfamilienhaus mit einem wunderbar gepflegten Garten und vielen herrlichen Blumen darin.

Die Einfahrt ist so schmal, dass ich es kaum schaffe, rückwärts einzuparken. Langsamen Schrittes schleppe ich mich in meinem nur schwer koordinierbaren Körper schließlich die paar Treppenstufen bis zur Eingangstür hinauf. Hier scheint die Zeit eigenartig stillzustehen. Schon von außen ist es ein Ort der Ruhe und auf mystische Weise auch der Vergangenheit.

Unsere erste Begegnung ist herzlich und innig und Vera genauso, wie ich sie mir vorgestellt habe.

„Hallo, komm doch herein, mein Mädchen. Ich habe mich schon so auf dich gefreut. Endlich lernen wir uns richtig kennen", begrüßt mich eine warmherzige und irgendwie geheimnisvolle Frau mit gütigen Augen. Sie besitzt auffallend kurze, schneeweiße Locken, die ihr ebenmäßiges und leicht gebräuntes Gesicht wunderschön umrahmen.

Bevor Vera mich in ihr Behandlungszimmer in den oberen Stock führt, sehe ich mich verstohlen im Eingangsbereich um. An der Wand vor mir hängt das etwas in die Jahre gekommene Bild eines männlichen Teenagers mit einem süßen Beagle im Arm. Aha, vermutlich ihr Sohn.

Instinktiv überkommt mich beim Betrachten des Fotos eine seltsame, düstere Vorahnung. Danach begrüßt mich Veras Ehemann herzlich mit Handschlag. Er hätte schon einiges von mir gehört und kenne meinen lieben Papa, der ja wie er selbst früher Lehrer war.

Im abgedunkelten Therapiezimmer lege ich mich wenig später auf die spezielle hohe Liege. Ein ungewohnter esoterischer Duft steigt mir unweigerlich in die Nase. Aus einer alten Stereoanlage erklingen Klangschalentöne, die mir völlig fremd sind und mich irgendwie an den Tod erinnern.

Anscheinend kann Vera die dunklen Gedanken von meinem Gesicht ablesen, denn sie schaltet diese für mich unangenehme `Musik´ nach ein paar Minuten wieder aus.

An diesem und vielen weiteren Vormittagen nimmt mich Vera mit in ihre Gedankenwelt und weiht mich in ihr Wissen über die Energielehre ein.

Ich erfahre von Jin Shin Jyutsu und der Heilkunst des Strömens. Während der angenehmen Behandlung zeigt sie mir verschiedene Griffe, die ich in Zukunft auch selbst bei mir anwenden kann. Und soll.

Die ersten paar Minuten verspüre ich nicht allzu viel. Doch schon nach einer knappen Viertelstunde bemerke ich, wie ein angenehmes Kribbeln durch meinen gesamten Körper zieht. Ungefähr so wie ein langsam fließender Strom.

„Du bist besonders gspürig", meint meine Lehrmeisterin bereits nach der ersten Sitzung. Ich nehme das als anerkennendes Lob und Kompliment.

In dieser und den nächsten Behandlungen bei der außergewöhnlichen Frau lerne ich einiges über die spezielle Lehre der Energie und ebenso über die Heilkraft der Natur.

Durch Vera gelingt es mir, mit der Zeit mehr und mehr die unbeschreibliche Schönheit unserer Umwelt auch wirklich wahrzunehmen. Immer wieder lenkt sie meinen Blick nach draußen auf ein spezielles Merkmal eines Baumes oder einer besonderen Blume in ihrem Garten. Bald sehe ich ebenfalls Details und lerne so, meinen Blick zu schärfen und die Eigenheit und Einzigartigkeit der jeweiligen Pflanze zu erkennen.

Leider kann ich während der Zeit bei Vera nicht allzu viel zum Gespräch beisteuern, denn inzwischen habe ich schlimme `Schleimhäute´. Meistens bin ich so heiser wie ein Rabe, dann höre ich einfach nur fasziniert zu. Liebend gern lässt mich Vera an ihrem enormen, teils übersinnlichen Wissen teilhaben. Dafür bin ich ihr bis heute sehr dankbar.

Unsere Sitzungen dauern zumeist über zwei Stunden und kosten nichts. Doch weder kann noch will ich mich daran halten …

Bei unserer ersten längeren Begegnung erfahre ich, dass Vera ebenfalls vor mehr als zwanzig Jahren eine von Krebs Betroffene war. Sie musste damals auch mehrere heftige Chemos über sich ergehen lassen. Was ihr in dieser Zeit sehr geholfen hat, sei das Strömen gewesen. Ich glaube ihr aufs Wort.

Mit einem Glitzern in den Augen erzählt sie mir danach von ihrem Sohn Arno, einem ausgebildeten jungen Arzt, der vor etlichen Jahren erfolgreich als Forscher im medizinischen Bereich tätig gewesen war, dem praktisch jede Tür offenstand und der zweifelsfrei eine große Karriere vor sich gehabt hätte.

Ich kombiniere, Arno ist also der junge Mann auf dem älteren Foto im Gang. Inmitten seiner vielversprechenden Karriere als Experte in der Medizinforschung haben Vera und ihr Mann ihr einziges Kind verloren …

Es gibt sie also, denke ich beeindruckt, jene Menschen, die vom Schicksal härter getroffen werden als man selbst. Jene, die es aus eigener Kraft und

Energie schaffen, ihren Schmerz zu überwinden. Jene, die dabei auch noch selbstlos anderen helfen, ihr von Schicksalsschlägen gezeichnetes Leben ertragen zu lernen. Die wenigen Engel auf Erden eben. Ich gehöre definitiv nicht dazu …

„Weißt du, mein Mädchen", höre ich meine neue Freundin keineswegs verbittert sagen, „es ist, wie's ist."

Das wird mein neuer Leitspruch werden, wann immer ich ihn brauche …

Alles ist anders

Ich muss mir die nächsten Wochen eingestehen, dass ich mit der Nähe zu meinen liebsten Menschen zu kämpfen habe. Mein Körper fühlt sich hart und knochig an und jede Umarmung gleicht einem Kraftakt. Aber da ist noch etwas anderes, was mir Sorgen bereitet.

Meine beiden Lieblinge, besonders der jüngere Ben, suchen wieder vermehrt den Körperkontakt zu mir. Eigentlich ist das ganz selbstverständlich und nichts anderes als vor meiner Krankheit. Nur tue ich mich plötzlich unendlich schwer, sie herzlich in den Arm zu nehmen.

Einerseits aus körperlichen Gründen, andererseits aber auch, weil mir dabei jedes Mal ein grauenvoller Gedanke in den Sinn kommt und nicht mehr aus dem Kopf geht. Was, wenn meine beiden Kinder in Zukunft ohne ihre Mama leben müssen?

Das ist nicht ausgeschlossen. Ich vermute, ich habe unbewusst das Gefühl, ich müsste Luna und Ben schon jetzt in gewisser Weise darauf vorbereiten, bald ohne mich auszukommen.

Diese Gedanken sind so traurig, dass mir bei jeder Berührung meiner beiden Schätze Tränen in die Augen schießen. Und dagegen bin ich völlig machtlos …

Ich sitze mitten in der riesigen Masse der Geigen und lasse mich wie so oft von der atemberaubenden Melodie der Streicher verzaubern. Mahlers 5., 4. Satz (Adagietto) ist einfach nicht von dieser Welt. Ja, ich habe das richtige Instrument, den richtigen Beruf gewählt und meine Seele lebt für diesen einzigartigen, bis ins Mark eindringenden Streicherklang.

Am Pult steht Maestro P., ein noch recht junger Künstler. Er ist schon auf dem Olymp des Dirigententums angekommen, denn er ist designierter Chef eines der renommiertesten Klangkörper weltweit und damit Nachfolger von Sir Simon Rattle und Co. Er will mit unserem Orchester innerhalb weniger Jahre den kompletten Mahlerzyklus erarbeiten. Alle Mahler-Symphonien mit dieser Koryphäe, was für eine Ehre und Sensation!

Als russisches Emigrantenkind hat K.P. einige Jahre in unserem kleinen Bundesland gelebt und auch eine Weile am heimischen Konservatorium studiert. Aus dieser Zeit kennt der Maestro noch einige der Orchestermitglieder persönlich. Dieser Mann lebt seine Leidenschaft, für ihn ist es kein Beruf, sondern eine Berufung.

Ich erinnere mich an eine Begebenheit, die mittlerweile mehr als zwanzig Jahre zurückliegt. Meine Eltern, mein damaliger Freund und jetziger Ehemann und ich sitzen mit einigen hundert anderen Gästen im wundervollen Marmorsaal des Parlaments in Wenia. Gleich bekomme ich den Würdigungspreis für besondere Leistungen im Fach Schulmusik verliehen.

Eine Reihe vor mir erblicke ich einen schmächtigen und auf den ersten Blick unauffälligen Klavierstudenten, den ich schon länger kenne. Unmittelbar nach dem Tod seines genialen Musiker-Papas Igor übernahm der junge Russe überraschend für einige Monate dessen Jugendorchester als Dirigent. Das Orchester, in dem ich damals noch für kurze Zeit als Konzertmeisterin fungierte, bevor ich für mein Studium wegzog. Er erkennt mich und dreht sich zu mir um.

„Hallo, Anna, wie geht es dir?“

Ich antworte belanglos freundlich. Dabei fällt mir auf, dass ihn eine eigene Aura und ein außergewöhnliches Charisma umgeben. Im Laufe der Zeremonie erfahre ich, dass er den Würdigungspreis im Fach Dirigieren gewonnen hat.

Bei Mahlers 5. sitzt mir genau jener Mann von damals am Dirigentenpult gegenüber. Und heute ist er ein begnadeter Weltstar …

Aufgrund dieser schönen Orchestererinnerungen im Halbschlaf hämmert es jetzt schonungslos in meinem Kopf. Probiere es, mach's einfach.

Mein Mann ist bereits bei der Arbeit, die Kinder sind in der Schule. Ich hole schleppenden Schrittes meinen Geigenkoffer und öffne ihn auf meinem Bett. Über zwei Monate habe ich `es´ nicht mehr gespielt, mein wunderbares, magisches Wesen, das mich über vierzig Jahre des bisherigen Lebens begleitet und viele unvergessliche Momente beschert hat.

Für mich besitzt das Instrument einen Charakter, eine Seele, so wie alles Lebendige. Ich starre meine geliebte Violine aus dem späten 18. Jahrhundert einige Momente bewundernd an. Eine wahre Schönheit mit ihrem schlanken, filigranen Korpus aus Ahorn- und Fichtenholz.

Ich berühre sie ganz leicht, zupfe alle vier Saiten einmal kurz durch, nehme die Geige im Ansatz hoch und setze sie wieder ab. Ich nehme sie nochmals hoch, aber auch jetzt setze ich sie wieder ab.

Nein, ich kann es nicht. Es ist absolut unmöglich, sie wie früher ganz selbstverständlich und wie ein Bestandteil meines Körpers zwischen der Schulter und meinem Hals zu platzieren. Die genähte Wunde schmerzt plötzlich. Ich habe keine Ahnung, warum, aber ich kann es einfach nicht …

Noch etwas anderes aus dem alten Leben hat sich zu meinem Leidwesen von mir verabschiedet, das Lesen. Wann immer neben meinem Beruf, den Kindern und dem Haushalt noch etwas Zeit blieb, habe ich gelesen. Entweder waren es unterhaltsame Liebesromane, außergewöhnliche Biografien oder ehrliche Autobiografien.

Jetzt hätte ich endlich alle Zeit der Welt, ich tue doch nichts anderes als warten. Warten auf die nächste Therapie oder warten auf Besserung. Mein Feind ist ständig präsent …

Die Tage ziehen sich ins Unendliche und jeder einzelne fühlt sich an wie ein ganzes Jahr. Trotzdem ist das Lesen für mich unmöglich geworden und das nicht nur, weil mich schon ein paar Zeilen unheimlich anstrengen.

Warum es nicht mehr klappt und ich jedes noch so interessante Buch nach den ersten paar Seiten wieder zur Seite lege, weiß ich nicht. Noch nicht ...

Was aber immer noch funktioniert, ist das Schmökern in Hochglanzmagazinen, das Durchblättern und Lesen von Artikeln in Zeitschriften jeglicher Art mit ihren netten, aber meist wenig anspruchsvollen Texten und belanglosen Floskeln.

Meine Schwestern und Freunde decken mich daher mit solcher Lektüre ein. Reisezeitschriften, die mich träumen lassen, Frauenzeitschriften, Wohn- und Klatschmagazine, die mich ablenken sollen. Ich freue mich jedes Mal darüber und merke mehr denn je, wie wichtig Familie, gute Freunde und Kollegen in einer schweren Krisenzeit sind. Mit Wehmut denke ich an all jene Menschen, die einsam und allein durch eine solche durchgehen müssen. Unvorstellbar ...

Mark hat zu Beginn meines ersten Chemozyklus ein paar Tage freibekommen, um sich um mich kümmern zu können. Das war zwar sehr angenehm und beruhigend für mich, allerdings bin ich nach der zweiten Therapie wesentlich schwächer als ganz zu Anfang.

Allzu oft verbringe ich die sich dahinziehenden Morgenstunden nun allein mit dem schmerzenden Körper und meinen Gedanken, denn Luna und Ben müssen zum Unterricht in die Schule.

Ich bin richtig zwiegespalten. Einerseits tun mir die vormittägliche Stille und Ruhe gut, da ich auf diese Weise meine meditativen Übungen und Gebete ohne jegliche Störung vollziehen kann. Andererseits kämpfe ich mich aber auch mühsam durch diese endlose Zeit des Alleinseins. Abgesehen von Ventos Anwesenheit, die mir doch wenigstens etwas Geborgenheit vermittelt.

Die Erledigung der banalsten Tätigkeiten und Dinge wird zusehends zu einem Problem. Nur mit Mühe schlurfe ich mehrmals zum nötigen Toilettengang und aufs Teekochen verzichte ich freiwillig, weil das kurze Vorbereiten und Stehen so anstrengend sind. Deshalb freue ich mich umso mehr, wenn wenigstens eines meiner Kinder den Nachmittag zu Hause verbringt, obwohl meist im eigenen Zimmer im ersten Stock.

„Luna, Schatz, hilfst du mir bitte?“, rufe ich des Öfteren.

Ich bekomme keine Antwort. Ihre Ohren stecken vermutlich wieder mal unter weißen Kopfhörern und lauschen ohrenbetäubender Chill- oder Rapp-Musik. Was tun?

Nach oben schleppen ist in der Zwischenzeit keine Option mehr. Bei lauterem Schreien schmerzen meine Schleimhäute, außerdem käme sowieso nichts außer einem heiseren Krächzen heraus.

Wir beginnen von dem Zeitpunkt an, im eigenen Haus miteinander zu telefonieren oder WhatsApps zu schreiben. Was allerdings auch mühsam für mich ist, besonders dann, wenn die beiden meine Nachrichten nicht nach kurzer Zeit lesen.

Mark macht unsere Kinder auf mein Problem aufmerksam, was bewirkt, dass eines von beiden jede Stunde nach mir schaut und mich bei Bedarf `bedient´.

Meine Lieben bemühen sich nach Leibeskräften, mich förmlich durch diese schwere Behandlungszeit zu tragen und mich zum Durchhalten zu motivieren, jeder auf seine eigene Art und Weise. Das nennt man dann wohl abhängig sein …

Bewegendes

Den regelmäßigen Gesprächen mit meiner zweitältesten Schwester Johanna, die sich in etlichen Freistunden als Lehrerin am Gymnasium Zeit für mich nimmt, fiebere ich jedes Mal entgegen. Bei ihr kann ich mich ähnlich wie bei Mark einfach gehen lassen, ab und zu losweinen ohne Vorwarnung, laut schluchzen und gelegentlich auch jammern. Was mir unsagbar guttut.

Auch meine Schwestern Katharina und Magdalena sprechen mir unverdrossen und immer wieder Mut zu, sie fühlen mit mir, dem Nesthäkchen, in besonderem Maße mit. Ich spüre und liebe die Beschützerinstinkte meiner drei Geschwister …

„Du schaffst das, wir wissen, wie stark du bist, Anna. Schon als kleines Mädchen hast du dich von den diversen Kinderkrankheiten besonders schnell wieder erholt“, suggerieren sie mir bei ihren Besuchen.

Durch ihr gutes Zureden schaffen sie es tatsächlich, dass ich jedes Mal, sogar mitten im größten Schmerz, innerlich neue Kraft und Hoffnung auf baldige Besserung schöpfe. Ich fühle mich in der Tat nach ihren motivierenden Durchhalte-Parolen leichter und wohler in meiner Haut.

Meine langjährigen und dadurch eng vertrauten Freundinnen Lea und Pia erkundigen sich ganz selbstverständlich alle paar Tage per WhatsApp nach meinem Befinden, denn Besuche sind zu kräftezehrend.

Mit Pia gründete ich einst zu Studienzeiten eine Frauen-Power-WG in der idyllischen Alpenstadt Insdorf. Nicht wenige Male rettete sie mich, indem sie mich im Schlepptau gerade noch beizeiten mit ins Taxi zerrte, bevor ich zu später Stunde allzu sehr über die Stränge schlagen konnte. Bis heute bin ich ihr deshalb zu Dank verpflichtet, bewahrte sie mich doch vor der einen oder anderen Peinlichkeit oder gar Dummheit.

Wenn es meine Schleimhäute zulassen, telefoniere ich nun gelegentlich mit den beiden Mädels.

„Anna, schau bitte, dass du durchhältst und halbwegs durch diese furchtbare, sch … Therapie kommst. Wir wollen schließlich bald wieder gemeinsam mit dir einen unserer Mädelsabende veranstalten", appelliert Pia bei einem unserer Telefongespräche.

Zusätzlich stehe ich im häufigen WhatsApp-Kontakt mit Freundin Lisa, einige der wenigen Geigerinnen, denen ich persönlich sehr verbunden bin und die durch einen reinen Zufall die Hunde-Schwester meines Beardies Vento besitzt. Die Erinnerung, wie unsere beiden drolligen Hundegeschwister bis vor Kurzem noch miteinander auf der Wiese spielten und übermütig herumtollten, stimmt mich irgendwie traurig …

Einer meiner Direktoren schreibt mir in diesen schweren Monaten eine unglaublich aufbauende E-Mail mit sehr einfühlsamen und persönlichen Worten, die mich innerlich berühren.

Untypischerweise bin ich in dieser Akut-Behandlungszeit so dünnhäutig, dass mir solche Zeilen einen regelrechten Gefühlsschauer durch meinen geschundenen Körper jagen. Es kann vorkommen, dass ich in so einer Situation völlig unvermittelt in Tränen ausbreche. Dann dauert es schon mal ein paar Minuten, bis ich mich emotional wieder halbwegs im Griff habe.

Mark, Luna und Ben gewöhnen sich nur langsam an diese, für sie nicht immer ganz nachvollziehbaren Gefühlsausbrüche. So braucht es eine Weile, bis die drei in diesen Fällen nicht mehr in Windeseile an meine Seite stürmen, weil sie erschrocken glauben, ich hätte soeben mein schriftliches Todesurteil empfangen …

Besonders erschüttert bin ich, als ich meine Musiker-Freundin Petra per SMS über meine Krankheit benachrichtige. Keine zwei Minuten später höre ich ihre seltsam schwache Stimme am Telefon. Bereits da habe ich ein ungutes Gefühl in der Magengegend.

„Hi, Anna. Das zu hören tut mir ja so leid. Glaub mir, ich weiß genau, was in dir vorgeht und wie es in dir jetzt ausschaut. Ich hatte Brustkrebs, letzten Sommer zufällig entdeckt bei einer Vorsorge-Untersuchung. Echt schlimm. Die ganze Palette, du weißt schon. Nach einer mehrmonatigen Therapie erfolgte vor fünf Wochen dann meine zweite Rekonstruktions-OP, diesmal in Seeburg. Leider ist die erste OP bei uns im Land ja schiefgegangen, ein totaler Pfusch. In Seeburg haben sie probiert zu retten, was zu retten war und den Aufbau meiner Brüste noch zu verbessern. Ich habe andauernd starke Schmerzen, weißt du. Wenn's dir dann besser geht, könnten wir uns ja mal auf einen Gedanken- und Informationsaustausch treffen", meint sie ganz selbstverständlich.

„Ja, ja, klar", ist meine unehrliche, rasche Antwort. Nein, ich bin nicht so weit. Noch lange nicht. Ich mag und kann nicht über K. reden. Unmöglich.

Fürs Erste habe ich genug gehört und verkürze unser Telefonat so wenig unhöflich wie möglich. Ich wünsche meiner Herzensfreundin noch alles Beste und natürlich bis bald.

Mein Schock ist riesengroß. Autsch. Es hat Petra also tatsächlich auch erwischt. Und sie hat einiges mitmachen müssen. Eine Gemeinheit. Nichts als eine Gemeinheit. Ich zerberste innerlich fast vor Zorn.

Wie ist das alles nur möglich? Verzweifelt und wütend renne ich im Zimmer auf und ab. Das Leben ist so verdammt ungerecht.

„Eine verfluchte Sch …ist das. So eine riesige Sauerei!", rufe ich in voller Lautstärke. Ich hadere auch mit Gott. Nicht zum ersten Mal.

„Reicht es dir denn immer noch nicht? Was soll das alles?", schreie und schimpfe ich wutentbrannt weiter.

„Sag mir, was für ein Gott bist du eigentlich, dass du das alles überhaupt zulässt?“, tobe ich. Solange, bis die Zimmertür aufgeht und Mark fassungslos im Türrahmen steht.

Endlich komme ich wieder einigermaßen zu mir. Weinend werfe ich mich schließlich auf mein Bett.

„Du bist eben nicht allein, Anna“, reflektiere ich später betroffen. Abermals kullern literweise Tränen. Dieses Mal leise …

In den folgenden Tagen erkundigen sich zahlreiche liebenswerte Musiker- und Lehrerkollegen, Geigenschüler und Eltern, Nachbarn, Bekannte und Verwandte nach meinen gesundheitlichen Fortschritten. Sie schicken mir Kartengrüße und sogar Blumen per Lieferservice direkt vor die Haustür.

Jede einzelne dieser Freundschaftsbekundungen hat Einfluss auf mein seelisches Befinden. Bis heute tut es meiner Psyche unglaublich gut, eine so ehrliche, herzliche Anteilnahme von so vielen Mitmenschen zu erhalten.

Allerdings wird mir in diesen ewig erscheinenden Stunden an eintönigen Tagen auch bewusst, dass ich unter Streicher- und Orchestermusikern wahrscheinlich eine Art Alien bin. Man könnte sagen, ein Exot unter Gleichgesinnten.

Ich interessiere mich auch für Banales wie Mode, Unterhaltungsmusik und Sport, unterhalte mich gern darüber, zumal meine beiden Kinder dem Fußball verfallen sind. Ich finde nichts Schlechtes daran, denn alles, was Begeisterung, Disziplin und vielleicht auch eine gewisse Begabung erfordert, fasziniert mich.

Vor allem aber will ich die wunderschönen Erlebnisse und musikalischen Höhepunkte mit und durch die klassische Musik keine einzige Sekunde missen.

Unsere Musikkultur und das aktive Musizieren gehören für mich weder zum puren Luxus noch zum reinen Vergnügen. Sie sind für mich vielmehr eine Art Lebenselixier, welches jedem Menschen zur Persönlichkeitsentwicklung und Entfaltung zugänglich sein sollte …

Dann passiert etwas, auf das ich insgeheim schon längst gewartet habe. Meine Haare müssen nun endgültig ab, denn jeden Tag halte ich mehr Büschel davon in den Händen. Ich schaue inzwischen schlimmer aus als der Struwwelpeter, auf der einen Seite kurze, dichte Strähnen, auf der anderen lange dünne. Dass es passieren wird, habe ich zwar gewusst, trotzdem ist es noch mal eine ganz andere Nummer, es zu erleben.

Abermals machen wir uns auf den Weg zum Friseursalon, wie ursprünglich für diese Notsituation ausgemacht. Diesmal empfinde ich allerdings keine Vorfreude auf den smarten Bernie, denn irgendetwas sagt mir, dass der Moment, die Haare zu verlieren, ein einschneidender sein wird. In naher Zukunft werde ich also mit Glatze herumlaufen müssen.

Viele Wochen später wird mir mein Mann bestätigen, dass er jenen Augenblick als einen sehr emotionalen und berührenden empfunden hat.

Es geht rasend schnell. Zack, und die Haare sind ab. Ich sehe mich im Spiegel, doch das bin nicht mehr ich. Die Tränen rinnen in einem nicht mehr enden wollenden Bach meine Wangen hinunter. Ich heule minutenlang wie ein Schlosshund leise vor mich hin.

In den darauffolgenden Tagen nehme ich deutlich wahr, dass das Mitleid der anderen nochmals um einiges größer geworden ist. Ich leide darunter.

Auch wenn ich das schreckliche Wort nach wie vor nicht aussprechen kann, jetzt sieht es unweigerlich jeder. Eine bemitleidenswerte Frau mittleren Alters, zweifelsfrei eine mit K.

Gebrandmarkt …

Mein Leben spielt sich von nun an fast ausschließlich in den eigenen vier Wänden ab. Am Tag liege ich in meiner einsamen, geschützten Sofaecke und des Nachts in meinem Boxspringbett. An sich ist dieses sehr bequem, doch auch das war früher. Jetzt wirkt es aufgrund meiner Knochigkeit beängstigend unkomfortabel.

Die einzigen `Freigänge´ sind die am Feierabend stattfindenden, gezwungenermaßen immer kürzer werdenden Spaziergänge mit meinem Mann und unserem Hund. Ich überwinde mich, trage brav meine Perücke unter der Kappe. Jedes Mal in der Hoffnung, bloß niemand Bekanntem zu begegnen. Zum Glück ist es noch relativ kalt und so haben die meisten Spaziergänger ebenfalls eine Mütze auf dem Kopf.

Doch die falschen Haare erzeugen eine extreme Hitze auf meiner Haut. Sie drücken an äußerst unangenehmen Stellen hinter den Ohren und am Hinterkopf, sie verunsichern mich dadurch noch mehr.

Mit Schrecken wird mir bewusst, ich bin nur noch ein Schatten meiner selbst und meiner eigenen Persönlichkeit …

Der dritte Zyklus

Am Tag meiner dritten Chemo sitze ich wieder dem jungen Chef-Onkologen und Vertrauensarzt gegenüber. Unsicherer, schmächtiger und haarloser als jemals zuvor.

Zum Glück zeigt er mir gegenüber kein Mitleid und genau das tut gut. Schwere Krankheiten sind für ihn an der Tagesordnung und gehören unweigerlich zu seinem Berufsalltag.

Unbeeindruckt beantwortet er zum x-ten Mal geduldig die Punkte meiner diesmal etwas ausführlicheren To-do-Liste.

„Wenn wir gerade schon beisammensitzen, Frau Schönberg, kann ich Ihnen ja unseren weiteren genauen Fahrplan für Sie mitgeben", teilt er mir anschließend ruhig mit.

Aha, die Experten haben einen ausgeklügelten Detailplan für mich aufgestellt …

„Also, circa zwei Wochen nach dieser dritten Therapie wird die wichtige nuklear-medizinische Untersuchung, genannt PET, im Landeskrankenhaus in Feldburg stattfinden. Sie kennen dieses Prozedere ja schon von unseren Bestimmungsuntersuchungen ganz am Anfang. Da schauen wir nochmals in Ihren Körper hinein und würden dort schwarz auf weiß jede noch so kleine Stoffwechsel-Veränderung sehen."

Jede kleinste Veränderung, schwarz auf weiß …

Jedes seiner banalen Worte bohrt sich als unwiderrufliche Bedrohung fest in mein Gehirn. Eine alles entscheidende Untersuchung also. Das berüchtigte PET-CT, das den Unterschied zwischen Leben und Tod endgültig besiegeln wird.

„Wenn alles nach Plan läuft, wovon ich jetzt einfach mal ausgehe, dann hauen wir sicherheitshalber noch eine vierte Chemo drauf, um auf der sicheren Seite zu sein. Danach folgen noch zwei wesentlich kürzere Antikörpertherapien", fährt er unbeirrt fort.

Intuitiv frage ich in dem Moment noch nicht nach einem Plan B, im Falle, wenn doch etwas schieflaufen sollte.

„Und das war's dann. Aus die Maus und fertig", beendet er seine Ausführungen.

Aus die Maus und fertig. So einfach ist das also …

Danach werde ich in einem Viererzimmer untergebracht, das dieses Mal voll belegt ist. Und wie!

Drei Frauen unterbrechen bei meiner Ankunft abrupt ihre bis dahin anscheinend witzige Unterhaltung. Drei Augenpaare starren mich neugierig, aber mehr oder weniger feindselig an und fixieren mich.

Die Frauen sind allesamt in den 50ern, also nur wenig älter als ich und scheinen im Gegensatz zu mir im Moment recht fit und kräftig zu sein. Eine eingeschworene Truppe, die mit Sicherheit schon mehrere Tage gemeinsam in diesem Raum verbracht hat.

Ich bemühe mich, meinen Zimmerkolleginnen freundliche Blicke zu schenken. Trotzdem spüre ich deutlich ihre Feindseligkeit mir gegenüber. Ich bin ein Fremdkörper in ihrer Idylle.

Was soll's, sei doch nicht so dünnhäutig, denke ich mir. In einem Tag wirst du wieder abgeholt, beruhige und tröste ich mich selbst. Gerne würde ich mich an ihrem belanglosen Alltagsgeplapper beteiligen, nur um akzeptiert zu werden und dazuzugehören.

„Hallo, normalerweise habe ich kein Problem mit Small Talk und guter Laune. Ich bin nicht so langweilig und ekelhaft, wie ihr jetzt wahrscheinlich denkt", würde ich ihnen am liebsten zurufen.

Die grausame Wahrheit ist jedoch, dass ich mich viel zu schwach fühle und dringend Ruhe bräuchte, um meine anstrengende mehrstündige Chemo überhaupt auszuhalten.

Besonders das schallende Radiogedusel, das vermutlich die ausgelassene Stimmung fördern soll, ist für mich unerträglich und nervt. Bereits seit einigen Wochen bin ich zu meinem Leid extrem lärmempfindlich. Jedes zu laute Wort oder Geräusch nehme ich als körperliche Attacke wahr …

Inzwischen hänge ich an der ersten Flasche der Chemo und jede Zelle meines Körpers schmerzt. Ich wage nicht darum zu bitten, das Radio etwas leiser zu drehen. Besser gesagt, ich habe gar keine Kraft für irgendwelche Diskussionen. Ich werde die Situation schon irgendwie meistern. Ganz bestimmt …

Als die hübsche blonde `Anführerin´, dem eigenwilligen Dialekt nach zu urteilen eine Lehrerin aus Leukau, nach einiger Zeit endlich zu einer Untersuchung gebracht wird, spricht mich eine der beiden verbliebenen Damen an.

„Hey du, soll ich ausschalten?"

„Ja, ich wäre echt froh", antworte ich erleichtert. Sofort werde ich ruhiger und höre nicht mehr dieses grausame Dauerpfeifen in meinen Ohren.

Nach ungefähr einer Stunde kommt die befehlshaberische Lehrerin zurück.

„Leute, warum habt ihr denn die Musik ausgemacht? Die hat mich total auf andere Gedanken gebracht. Das war vorher so eine entspannte, gute Atmosphäre", meckert sie auch schon los.

Die Dunkelhaarige zeigt mit ihrem Finger vorwurfsvoll in meine Richtung.

„Die wollte es", sagt sie unbarmherzig.

Ich komme mir vor wie im Kindergarten. Im Normalfall würde ich bestimmt in lautes Gelächter ausbrechen, aber jetzt habe ich noch nicht einmal die Kraft mich zu wehren.

Es dauert keine zwei Sekunden, da läuft das Radio wieder in voller Lautstärke. Ich kann nicht mehr, packe mit tränenden Augen meinen riesigen Flaschenständer und schwanke in Birkenstocklatschen, so schnell es mir überhaupt möglich ist, nach draußen.

Ich schleppe mich ins Vorzimmer und plumpse dort vollkommen erschöpft in einen der riesigen Lehnsessel. Jetzt lasse ich meinen Tränen hemmungslos freien Lauf.

Als ich mich wieder einigermaßen gefangen habe, mache ich mich auf den Rückweg in mein `Zimmer des Grauens´. Auf dem Gang eilt mir eine ältere Krankenschwester entgegen.

„So, Frau Schönberg, Sie kommen jetzt sofort mit!“, befiehlt sie bestimmt.

„Ach, es geht schon, ich …“, beginne ich zaghaft, kann aber nicht mehr weiterreden. Tränen rinnen schon wieder übers Gesicht.

Mitfühlend führt sie mich vorsichtig und behutsam in eines der Einzelzimmer, die eigentlich exklusiv für zusatzversicherte Patienten reserviert sind. Danach bringt sie mir alle meine Sachen aus dem Spind des anderen Krankenzimmers.

„Na, da haben wir Ihnen wohl eindeutig zu viel zugemutet. Hier haben Sie wenigstens Ihre Ruhe“, sagt sie anschließend.

Ich spüre Erleichterung, unglaubliche Erleichterung und Dankbarkeit. Und so verläuft der Rest der Therapie ohne größere Zwischenfälle …

Am nächsten Morgen warte ich ewig auf die Visite. Nach dem Mittagessen kommt endlich eine jüngere sympathische Ärztin, die ich vom Sehen her kenne, zu mir ans Bett und fragt mich nach meinem Befinden. Sie erzählt mir von einer Bekannten, die früher ebenfalls langhaarig war und vor einigen Monaten dieselbe Behandlung hinter sich gebracht hat. Seither ist sie in Remission, gilt also praktisch als geheilt. Sie habe so sehr unter ihren kürzeren Haaren gelitten, dass sie schwer depressiv geworden sei.

Komische Frau, empöre ich mich innerlich im ersten Moment spöttisch und arrogant. Haare wachsen doch von ganz allein schnell wieder nach. Ein negativer PET-Befund ist das Einzige, was in einem solchen Fall wie dem unseren zählt. Schließlich geht es hier um Leben oder Tod. Eine Kurz- statt einer Langhaarfrisur. Pah, absolut belanglos. Oberflächliche Menschen gibt es doch, also wirklich!

Ich werde mich noch wundern …

Das Wort `Remission´ google ich wenig später. Ich habe es doch gewusst. Das Wort Heilung wäre mir weitaus lieber gewesen.

Wieder zu Hause komme ich mir die ersten Tage schwächer und außerirdischer vor als nach den ersten zwei Behandlungen.

Dieses Gefühl bessert sich auch nicht nach den ersten zehn Tagen. Trotzdem entgeht mir nicht, dass unsere Kinder mit meinem Zustand langsam, aber sicher gefordert, vielleicht sogar überfordert sind.

Schon seit längerer Zeit gehen die beiden gänzlich unterschiedlich mit der schwierigen Situation um. Ben sucht die Nähe und konfrontiert sich bewusst mit meinem elenden Zustand.

Oft ist er es sogar, der mich tröstet, wenn ich vor Verzweiflung und Schmerzen an meine Grenzen stoße und die Tränen unaufhaltsam rinnen. Er scheint zumindest auf den ersten Blick mit der jetzigen Situation gut zurechtzukommen. Was natürlich nicht der absoluten Wahrheit entspricht. Nur selten weint er und wenn, dann meist mit mir zusammen. Ja, er kommt augenscheinlich recht gut mit meiner Krankheit klar.

Bei genauerem Hinsehen wirkt er jedoch schwermütiger und nachdenklicher als früher. Aber es ist sein erklärtes Ziel, in naher Zukunft Medizin zu studieren. Er plant, sich zum Haut- oder Augenfacharzt ausbilden zu lassen.

Luna dagegen kapselt sich mehr und mehr ab. Sie bleibt den ganzen Tag über in ihrem Zimmer, hängt mit Freundinnen und ihrem neuen Freund am Wochenende ab.

Zusehends isoliert sie sich auch vom Rest der Familie und tut so, als wäre ich gar nicht mehr anwesend. Ich scheine plötzlich Luft für sie zu sein.

Doch ich bin zurzeit nicht imstande, mit meiner Tochter oder meinem Mann über diese Abkapselung, die fast schon an Feindseligkeit mir gegenüber grenzt, zu sprechen. Denn ich benötige meine ganze Kraft, den geschundenen Körper überhaupt auszuhalten. Trotzdem leide ich still unter der neuen Situation …

Luna und ich hatten im Allgemeinen ein wirklich gutes Mama-Tochter-Verhältnis, inklusive gemeinsamer Shoppingtouren. Das scheint nun zerstört. Es macht mich traurig, aber ich kann sie auch verstehen. Auf der einen Seite bin ich sogar etwas froh darüber, dass sie sich mit diesem Verdrängungsmechanismus vor der Belastung durch meine Erkrankung schützt. Doch meistens schmerzt es.

Ihr erster richtiger Freund und ich bin nicht an ihrer Seite. Die Probleme in der Schule und ich kann ihr nicht helfen …

Immer öfter erkenne ich bei meiner Tochter Anzeichen einer Überforderung. Sie leidet an den unterschiedlichsten Schmerzen. Lästiges Halsweh, grässliche Kopfschmerzen, starkes Rückenweh, nie dagewesene Hautausschläge und ihr bereits überwunden geglaubtes Asthma, das sie auf einmal wieder ständig begleitet, machen ihr abwechselnd zu schaffen. Also viele Arzttermine für Luna und ein Gefühl der Ohnmacht für mich …

Dazu kommt, dass ich auf eine merkwürdige Art und Weise eifersüchtig auf meinen eigenen Ehemann bin. Denn jetzt fällt er die Entscheidungen.

„Du, Daaad, darf ich ausnahmsweise von Freitag auf Samstag bei Dani schlafen? Ich komme sofort nach dem Frühstück nach Hause und lerne dann fleißig Latein. Ich verspreche es“, säuselt Luna auf liebenswert-kindliche Art.

„Na, meinetwegen, meine Große“, ist er jetzt derjenige, der gnädig die Erlaubnis dazu erteilt.

Früher war ich es, die angebettelt wurde. Diejenige, die sich ab und zu sogar immens darüber aufgeregt hat, meistens allein entscheiden zu müssen.

So schnell kann sich alles ändern …

Träume

Worüber wir während des Frühlings wahrlich dankbar sind, ist die Tatsache, dass unsere beiden Kinder durch ihr tägliches Training mit ihren jeweiligen Fußballteams und den dazugehörigen Meisterschaftsspielen vollkommen ausgelastet sind. Jedes zweite Wochenende weilen sie aufgrund der zahlreichen Auswärtsmatches in einem anderen Bundesland.

Luna spielt erfolgreich und leidenschaftlich gerne im Damenteam des FC Ruckwil in der 2. Frauen-Bundesliga. Ben ist in der U16-Auswahlmannschaft der heimischen Fußball-Knabenakademie. Dort lernt er leider allzu früh, dass das Leben des Öfteren nicht zu hundert Prozent gerecht sein kann.

Ein entsprechender Teameinsatz hängt nicht in erster Linie von der gezeigten Leistung auf dem

Platz ab, sondern vielmehr von Beziehungen, Sympathien und finanziellen Überlegungen. Und das bereits im Kindes- und Jugendalter. Eine zwar unliebsame und harte, im Hinblick aber auf das wahre Leben auch äußerst lehrreiche Vorbereitung und Erfahrung.

Dieses halbprofihafte Sportlerleben ist neben der Schule ganz schön anstrengend, bedeutet für Luna und Ben im Augenblick jedoch vor allem Abwechslung. Endlich mal raus aus dem tristen Haus. Für meinen Mann und mich bringt es in erster Linie etwas Ruhe und Erholung. Dafür bin ich mehr als dankbar.

Trotz des schönen Wetters schaffe ich es im Moment nicht einmal nach draußen in den eigenen Garten. Es ist einfach zu beschwerlich.

Den halben Tag lang versuche ich zu strömen und mich in Gedanken wieder und wieder in schöne frühere Zeiten oder andere Sphären zu befördern. Es gelingt nicht immer, aber manchmal eben schon …

Los Angeles, USA, Sommer 1998. Mein lang ersehnter Traum und gehegter Wunsch ist endlich in Erfüllung gegangen. Eine Tour durch das damals in vielerlei Hinsicht vorbildhafte Land der unbegrenzten Möglichkeiten. The place to be der Film- und Musikstars. Das Land der absoluten Freiheit, zumindest vor mehr als zwanzig Jahren in den Köpfen der meisten jungen Menschen.

Mark und ich machen die übliche, ca. 6.000 Kilometer lange National-Parks-Tour mit Start in Los Angeles, einer relativ geschichtslosen, oberflächlichen City. Ich bin trotzdem beeindruckt von der Größe und Weite des Bundesstaates Kalifornien. Wir beide haben dort die Zeit unseres Lebens, jung, unbeschwert und ohne jegliche Verantwortung. Außer für uns selbst, also mehr als überschaubar …

Wir sind für jedes Abenteuer zu haben. In San Francisco setzen wir uns eines Abends einfach in ein Taxi und ordern eine Fahrt in die `Milk Cow´, wie uns einer unserer Kollegen zu Hause geraten hatte. Dort würden angeblich legendäre Partys und spezielle Rock- und Popkonzerte stattfinden.

Der farbige Fahrer des gelben Ami-Schlittens schaut uns erst verständnislos an, mustert uns dann genau, nickt plötzlich und fährt mit uns eine halbe Stunde quer durch die hippe Großstadt. Es stellt sich schnell heraus, dass es zwar weit und breit keine `Milk Cow´ gibt, dafür aber einen Stadtteil namens „Cow Hollow“. Dort sollte heute Abend ein Konzert der gerade schwer angesagten Britpop Band `Drugstore´ steigen.

Während der Fahrt frage ich mich öfter, ob es so klug war, dem Rat unseres Freundes zu folgen. Mehr als einmal passieren wir schmuddelige Stadtteile mit einer Vielzahl von obdachlosen, verwahrlosten oder sichtlich armen Einwohnern.

„Shortest way to the destination, folks", wird uns auf Anfrage erklärt. Nach einer gefühlten Ewigkeit biegen wir schließlich in eine recht angenehm beleuchtete Straße ein. Es ist eine Wohngegend, in der die schönen, großen Stadtvillen der einkommensstärkeren Bevölkerung stehen.

Als der Wagen hält und wir beide leicht verwirrt aussteigen, zeigt der Fahrer auf ein hell erleuchtetes pompöses Privathaus direkt vor unserer Nase. Nach einigem Zögern und Diskutieren läuten wir doch an der auffallenden Eingangstür.

Wir werden von einem jungen Security in the American way, also oberflächlich smart, empfangen und gegen ein geringes Eintrittsgeld auch eingelassen.

Die Atmosphäre im Inneren ist schier unglaublich. Wir befinden uns in einer riesigen Aula mit cooler Bar und Theke. Es ist rauchig mit gedimmter Beleuchtung, stimmungsvoll, sogar etwas verrucht.

Wir kommen sofort mit einigen Einheimischen ins Plaudern. Die meisten der Gäste sind trotz unseres unverkennbaren Akzents allen Ernstes bis zum Schluss der Ansicht, wir kämen aus `charming Australia´.

„Oh, I like the kangaroos there. They look so stupid and funny", bekommen wir mehr als einmal zu hören.

Nach einiger Zeit betritt eine ausgezeichnete Band mit einer charismatischen, temperamentvollen Leadsängerin mit tiefer, unverkennbarer Stimme die kleine Bühne.

Mark und ich erlebten in San Francisco einen Wahnsinnsabend mit genialen, ausdrucksstarken und bühnenpräsenten Musikern. Einen Abend der absoluten Freiheit, einen für die Ewigkeit …

Ansonsten erinnere ich mich an leere und schnurgerade Staubstraßen durch wüstenähnliches Gebiet, nur ab und zu befahren von riesigen Monstertrucks.

Einmal sind wir mit unserem großen gemieteten Chevrolet abgebogen und für einige Minuten einem staubigen Pfad gefolgt. Mark und ich stiegen extra wegen des ultrakitschigen Sonnenuntergangs aus dem Auto. Eng umschlungen sahen wir im Tal direkt unter uns ein Indianer-Reservat mit schäbigen Wellblechhütten. Die Bewohner in einfachen Kleidern, vor ihnen ihre Kinder fröhlich dazwischen herumhüpfend. Ich war überwältigt von diesem erschütternden und zugleich doch auch grandiosen Anblick der majestätisch anmutenden Ureinwohner und fühlte mich wie mitten in einem Western.

Wir verlassen den mystischen Ort und fahren wieder brav auf der Staatsstraße weiter. Jetzt sitze ich zum ersten

Mal seit unserer Ankunft am Steuer, denn Mark ist von der stundenlangen Fahrt ziemlich erschöpft. Wegen meiner Verliebtheit verzichte ich aus Eitelkeit auf mein potthässliches Brillenmonster. Wird schon schiefgehen, denke ich, es gibt ohnehin so gut wie keinen Verkehr auf diesen langen staubigen Straßen. Konzentriert schaue ich geradeaus, die Straße hat keine Kurven und endet erst am fernen Horizont. Es kann also nichts passieren …

Ein paar Meter weiter vorn liegt etwas bucklig Schwarzes auf der Straße. Noch bevor ich weiter darüber nachdenken kann, ist es bereits geschehen. Unser Wagen wird wie von Zauberhand ausgehebelt, vollführt einen preisverdächtig hohen und weiten Sprung, bevor er unsanft wieder auf der Fahrbahn landet. Leider auf der falschen Straßenseite …

Doch es gab hier ja so gut wie keinen Gegenverkehr. Wir sagten vor Schreck und Schock in den ersten Sekunden nicht ein einziges Wort. Dann schaute mich Mark erstaunt von der Seite an.

„Sag mal, willst du uns eigentlich umbringen oder was? Also wirklich, Anna.“ Einige Sekunden später meinte er voller Stolz in der Stimme: „Na ja, so einen perfekten, filmreifen Stunt werde ich wohl nie mehr erleben. Erkläre mir nur, wie man denn einen monsterhaft großen Truckreifen mitten auf der Fahrbahn übersehen kann?

Noch dazu einen, der schon seit mindestens zwei Kilometern in Sichtweite war."

Man kann, zumindest wenn man Anna heißt ...

Noch fünf Tage. Ganze fünf Tage bis zum unausweichlichen Urteil über Gesundheit oder Krankheit, über Leben oder Tod. Obwohl körperlich und geistig am Limit, schleppe ich mich in der verbleibenden Zeit noch zu Vera, meiner Strömerin und Alternativmedizin-Praktikerin.

Einerseits zur Ablenkung und Verkürzung meiner ewigen Tagesstunden, andererseits auch aus echtem Glauben an eine Kombination beider Methoden, der schulmedizinischen und der naturheilpraktischen. Diesen habe ich bis heute nicht verloren ...

Meine älteste Schwester Katharina fährt mich geduldig von A nach B, denn zum eigenständigen Autolenken bin ich schon wochenlang nicht mehr in der Lage. Mein Körper ist schwach und ausgemergelt und jeder Schritt bedeutet mittlerweile allerhöchste Anstrengung. Es ist jedes Mal ein Kampf.

Auch das Schlafen ist während dieser belastenden Wartezeit mit schrecklichen Alpträumen verbunden, in denen ich meistens verzweifelt versuche, vor irgendeiner Bedrohung oder aus einer ausweglosen Situation zu flüchten.

Schweißgebadet wache ich auf und mir wird jedes einzelne Mal bewusst, dass die Realität mindestens genauso grausam ist wie der Traum, aus dem ich gerade erwacht bin.

Ich spüre nur noch Verzweiflung …

16. Mai 2019

Heute ist also der Tag der Tage, an dem das berüchtigte PET-CT den Unterschied zwischen Leben und Tod endgültig besiegeln wird.

Mein Mann hat sich freigenommen und begleitet mich zum riesengroßen und unübersichtlichen Landeskrankenhaus in Feldbach, Abteilung Nuklearmedizin. Wir umarmen uns am frühen Morgen, verabschieden die Kinder in die Schule. Alles ist wie immer …

Auf der Fahrt gibt keiner von uns beiden einen Ton von sich, das macht dafür der wortgewandte Radiomoderator, der wie üblich versucht, gute Laune zu verbreiten.

Am Ziel angekommen, wissen wir nicht, wo wir parken sollen. Das Areal ist riesengroß und zum Nukleareingang gibt es ohne Sondergenehmigung keinen Zugang für Patienten.

Alles ist abgesperrt. Wir stellen unser Auto weit entfernt in der allgemeinen Parkgarage ab, wohl wissend, dass es für mich eine gefühlte Weltreise bis zum entsprechenden Gebäude sein wird. Ein weiter Weg, den ich zu Fuß bewältigen muss.

Es ist hart. Jede einzelne Treppenstufe bis zum Eingang nach oben stellt einen unglaublichen Kraftakt dar. Auch danach nimmt der Weg scheinbar kein Ende. Trotz oder vielleicht gerade wegen meiner Perücke schauen mich einige Menschen, denen wir begegnen, mitleidig an. Mir entgeht keiner dieser Blicke, kein einziger …

Nach wenigen Minuten muss ich schon vor Erschöpfung pausieren. Am liebsten würde ich die ganze Aktion abbrechen, bevor sie überhaupt begonnen hat. Mein Mann ist überfordert, er spürt meine Verzweiflung und den Kampf, den ich mit mir führe. Er stützt mich, so gut es geht.

Nach einem gefühlten Marsch zum Mond erreichen wir endlich das dunkle, gespenstisch und leer wirkende Gebäude der Nuklearmedizin. Vor einigen Wochen hatte ich es bereits kennengelernt, doch damals wurde ich vom Spital-Taxifahrer über den Hintereingang direkt bis in den Warteraum gebracht. Und ich war vollgepumpt mit allerlei Medikamenten …

Heute ist es anders. Wir gehen in die Katakomben hinunter, wo es stockdunkel ist wie in einem Kerkerverlies. Es ist furchteinflößend und ein eiskalter Schauer durchläuft meinen Körper. Ich fühle mich wie in einem gruseligen Horror-Thriller und ich spiele darin die Hauptrolle. Mein Mann scheint ähnliche Gedanken zu haben.

Unglaublich, dass hier Menschen freiwillig arbeiten. Hoffentlich stimmt wenigstens die Bezahlung, denke ich ironisch, denn hier wäre jeder Cent absolut verdient.

Vom Spitalsgeruch und der Anstrengung ist mir schlecht. Bei der Anmeldung muss ich mich gleich hinsetzen. Den ganzen Papierkram erledigt zum Glück mein Mann. Zum x-ten Mal setze ich meine Unterschrift auf ein Blatt Papier, von dessen Inhalt ich keine Ahnung habe. Es ist mir auch egal.

Dann bin ich im Warteraum und auf mich allein gestellt. Es gibt keinen Zugang für Besucher, weil der Bereich zu strahlenverseucht und demzufolge zu gefährlich ist. Zumindest, wenn man kein Patient ist …

Nach einer endlosen Wartezeit werde ich aufgerufen und in ein fensterloses, winziges Krankenzimmer mit drei getrennten Betten geführt. Lediglich eine dünne, verschiebbare Wand trennt sie voneinander.

Ein freundlicher junger Arzt legt mir den neuen Zugang und verbindet ihn mit der Nuklearflasche. Das flüssige radioaktive Material muss jetzt mindestens eine Stunde durch meine Adern fließen. Er wünscht mir beim Abschied viel Glück. Ja, danke, das kann ich gebrauchen …

Der zuständige Pfleger ist sympathisch und beginnt, mich nach meinem Leben und meiner Familie zu befragen. Ganz genau will er wissen, wie die Therapie bisher war und wie ich mich jetzt fühle. Ich glaube, es hat ihn wirklich interessiert, wie es den Menschen, mit denen er tagtäglich zu tun hat, in Wahrheit geht. Physisch und psychisch.

Ich gebe gerne Auskunft, allerdings nicht sehr detailliert. Wozu auch? Zu neunundneunzig Prozent gehört er zu jenen Glücklichen, die es nie wissen werden. Er staunt trotzdem.

„Also, ich könnte mir so eine Therapie gar nicht vorstellen“, rutscht es ihm am Ende meiner kurzen Ausführungen heraus. „Äh, ich meine, mit meinen beiden Kindern an der Seite und so“, fügt er schnell noch verlegen hinzu. Ich nicke verständnisvoll. Genauso ist es, mein Junge …

Nach einer Stunde, in der ich mich hauptsächlich mit Strömen beschäftige, werde ich endlich von der Flasche abgehängt und in ein Nebenzimmer geführt.

Dort entledige ich mich bis auf den Slip meiner Kleider und lege mich auf die Bahre. Diese wird, wie von Zauberhand geführt, mehrmals durch eine Röhre gefahren, um genaue Bilder meines Körpers zu erstellen.

In dem kleinen Tunnel ist es nicht so beengend und furchteinflößend wie erwartet. Ich bin tatsächlich überrascht, wie zügig die Zeit vergeht. Schwupp, und schon bin ich wieder draußen. Die zwanzig Minuten gingen rasend schnell vorbei.

Danach ziehe ich mich in der engen Umkleidekabine möglichst rasch wieder an und frage den netten Pfleger, der mir gerade in die Arme läuft, wann denn die Ergebnisse vorliegen. Er meint, das würde wohl ein paar Tage dauern.

Entsetzt schaue ich ihn an, denn ich habe optimistischer Weise bereits einen Besprechungstermin für den nächsten Nachmittag mit meinem Onkologen ausgemacht. Das teile ich ihm recht verzweifelt mit, worauf er mir verschworen zuzwinkert. Er flüstert mir zu, dass es vielleicht schneller klappen könnte.

Erleichtert und dankbar schaue ich ihn an …

17. Mai 2019

Der Termin für heute hält anscheinend, zumindest gab es keinen morgendlichen Anruf der Sekretärin von der inneren Abteilung. Gott sei Dank, das Warten ist absehbar und hat möglicherweise bald ein Ende.

Nervös und an den Nägeln kauend laufe ich nicht zum ersten Mal im menschenleeren Wartezimmer auf und ab. Lediglich mein Mann sitzt noch im Raum. Dabei kann ich den Blick nicht von der Glastür wenden, die Ärzte und Patienten trennt.

Ich höre seine Schritte schon von Weitem. Die Tür öffnet sich und ich schaue angespannt in Dr. Manzers Gesicht. Das ist normalerweise stoisch und verrät absolut nichts. Heute jedoch lächelt er leise vor sich hin. Sein Gesichtsausdruck ist ein zufriedener und irgendwie auch ein beruhigender.

Ich weiß sofort Bescheid, der Befund ist gut und ich atme erleichtert auf. Noch auf dem Gang gibt es die Kurzfassung.

„Befund unauffällig, Befund negativ."

Danke, danke Gott! Es gibt im Moment keine bessere Nachricht. Mark und ich fallen uns glücklich in die Arme. Während die beiden Männer auf dem Computer meine Daten und Werte im Detail durchgehen und besprechen, bin ich dazu nicht mehr in der Lage. Ich segle stattdessen selig in meine eigene Gedankenwelt hinüber …

Es ist sogar für die Camargue ungewöhnlich heiß. Trotzdem wollen Mark, die beiden kleinen Kinder und ich mit unserem alten Wohnmobil genau an diesem Tag zu einem entlegenen Kitestrand nahe des kleinen südfranzösischen Dorfes Beauduc fahren.

Unser guter Kumpel Axel hat uns dazu geraten, weil der Strand aufgrund seiner Abgeschiedenheit, seiner Windsicherheit und seines großen Stehbereiches so herrlich zum Kiten sei. Außerdem sei er sehr familienfreundlich zum Planschen und Schwimmen für die Kinder. Sensationeller Weise könne man dort direkt am Strand legal campen, was sonst in Frankreich fast nirgends geduldet oder erlaubt ist.

Wir sind voller Vorfreude. Oh ja, eine Pause würde uns richtig guttun nach der stundenlangen Reise bis hierher. Dann folgen wir motiviert den schlecht beschilderten, schmalen und löchrigen Straßen einige Kilometer ins Niemandsland. Doch bald sind wir unsicher, ob es hier richtig ist. Der Schotterweg wird schmaler und schmaler und ein paar der engen Kurven sind mit unserem Wohnmobil kaum noch zu bewältigen. Axel sprach zwar von abgelegen und einsam, allerdings hätte er uns bezüglich des Anfahrtsweges etwas mehr vorwarnen können. Ja, sogar müssen …

Nach gefühlten zwei Stunden Fahrt im Schotter und durch Schlaglöcher erreichen wir endlich einen harten Sandparkplatz. Zu unserer großen Verwunderung stehen dort bereits vielleicht ein Dutzend Kleinbusse sowie etliche Wohnmobile. Die meisten Fahrzeuge parken jedoch noch weiter vorn, entweder direkt am paradiesischen Strand oder wenigstens in seiner Nähe. Auch wir entschließen uns nach kurzer Beratung dazu.

Es folgen herrliche Stunden an einem der schönsten Fleckchen, die ich bis dahin auf Erden gesehen habe, mit glasklarem, helltürkisem Wasser und genügend Wind für die Kitesurfer. Axel hat nicht zu viel versprochen. Am Abend sind wir alle vier, mit Vento fünf, hundemüde, aber glücklich.

Mein Mann und die Kinder richten Tisch und Stühle direkt am Meer her, rechtzeitig zum Sonnenuntergang. Wir essen genüsslich unser Menü Eins, also Spaghetti mit Tomatensoße, da ruft unser Sohn Ben: „Papa, Wasser."

Niemand hört zu.

„Maaamaaa, Wasser!", wiederholt er deutlich lauter.

Mark wird als Erster stutzig. Tatsächlich ist das Meer um einige Meter bis zu uns gewandert. Unsere nackten Füße sind bereits nass geworden.

„Na ja, wohl die Flut", meint mein Mann zunächst sorglos. Einige Wohnmobile verlassen zu unserer Verwunderung nach und nach den Strand und fahren zum beschriebenen Parkplatz etwas weiter hinten. Wir allerdings bleiben noch gemütlich in unseren Campingstühlen sitzen, so wie viele andere auch, während das Wasser langsam steigt und steigt. Ich habe kein gutes Gefühl, mein Instinkt warnt mich.

„Mark, bitte lass uns doch auch weiter hinten parken. Ich habe einfach ein ungutes Kribbeln in der Magengegend", versuche ich meinen furchtlosen und an diesem Tag stoischen Partner zu überreden.

Nach einigem Hin- und Herdiskutieren überzeuge ich ihn schließlich davon, unser geliebtes Womo sicherheitshalber in der zweiten Reihe abzustellen. Eine Stunde später fahren wir, unserer Intuition folgend, bis ganz nach hinten auf den allgemeinen Parkplatz. Dann fallen wir beruhigt und todmüde in unsere Kissen.

Ich erwache einmal kurz in der Nacht. Aha, ein Gewitter, registriere ich im Halbschlaf. Dann schlummere ich seelenruhig wieder ein. Am nächsten Morgen erwache ich als Erste durch ein aufgeregtes Gespräch unserer Nachbarn in französischer Sprache. Ich schnappe die Worte `ganz vorne´, `viel Wasser und Sturm´, aber auch `winziger Tsunami´ auf. Neugierig öffne ich die Tür und laufe ein paar Schritte auf die kleine Düne vor mir in Richtung Strand. Es ist noch stark bewölkt und die Stimmung gewittrig. Danach fallen mir vor lauter Starren fast die Augen aus dem Kopf, denn was ich nun sehe, werde ich mein Leben lang nicht mehr vergessen …

Sämtliche Kleinbusse und Womos, die gestern den Strand nicht mehr verlassen haben, sind bis zu den Fahrzeugtüren umspült von Meerwasser. Sie alle stecken hoffnungslos im tiefen Sand fest.

Inzwischen stehen Kinder, Mann und Hund neben mir, ungläubig darüber, was sie gerade sehen. Nach dem ersten Schreck helfen wir den Rest des Tages so gut wir können, einige der armen Teufel mit ihren gefluteten Fahrzeugen aus dem seichten Wasser zu ziehen. Verzweifelt versuchen wir, durch das Hochwasser abgetriebene Dinge wiederzufinden und zu retten. Die meisten der betroffenen Urlauber müssen nach und nach kapitulieren.

Sie bleiben mit ihrem Gefährt an diesem Tag chancenlos im Meeresboden stecken …

Jetzt erst erfahren wir von Einheimischen, dass dieses Phänomen am Strand von Beauduc alle paar Jahre vorkommen kann. Angeblich je nach Stand und Nähe des Mondes.

Gegen Abend machen wir uns dann schweren Herzens auf den Rückweg ins Dörfchen Beauduc. Jedoch auch erleichtert, dass unser Urlaub nicht schon wieder beendet ist, bevor er überhaupt richtig angefangen hat. Doch das Abenteuer geht weiter, denn es bleibt uns bei der holprigen Rückfahrt nicht erspart, ein richtiges Donnerwetter mit Blitzeinschlägen in unmittelbarer Nähe zu erdulden.

Ich tröste die zehnjährige Luna und den achtjährigen Ben, die beide Todesangst ausstehen. Nach einer gefühlten Ewigkeit ist es endlich so weit, dass wir wieder auf einer normalen asphaltierten Straße ankommen.

„Puh, noch mal Glück gehabt. Glück im Unglück, sozusagen“, meint Mark …

„Glück im Unglück, sozusagen“, höre ich da meinen Vertrauensarzt gerade zu mir sagen. Er reißt mich aus meinen Gedanken und schlagartig bin ich wieder ganz im Hier und Jetzt. Sosehr ich mich auch freue, etwas nagt doch noch an mir.

„Herr Doktor, wie ist denn zum jetzigen Zeitpunkt meine Prognose? Oder was wäre eigentlich, wenn ich einen Rückfall erleide? Könnte ich dann die gleiche Therapie noch einmal bekommen?“, frage ich ängstlich. Typisch Anna …

Er schaut mir auf einmal ernst in die Augen und antwortet dann wohlüberlegt auf meine Fragen: „Wissen Sie, wir gehen mal nicht davon aus, dass ein Rezidiv folgen wird. Die Prognose ist, wie schon mehrmals erwähnt, eine gute. Warum sollten genau Sie zu denjenigen gehören, die diese Krankheit nicht überleben?“

Er nennt mir noch eine genaue Prozentzahl, die ich schon mehrmals aus seinem Mund gehört habe.

„Aber um Ihnen eine ehrliche Antwort zu geben: Nein, diese Therapie kommt nur einmal infrage. Sollten Sie tatsächlich ein Rezidiv haben, müssten Sie sich im Falle des Falles wahrscheinlich einer echt harten, neuen Methode aus den USA unterziehen. Die wird erst seit diesem Jahr in der Universitätsklinik in Innsdorf angeboten. Damit werden schon recht erstaunliche und vielversprechende Ergebnisse erzielt.“

Die Worte fressen sich in mein Gehirn. Warum sollte genau ich nicht zu denjenigen gehören, die diesen K. überleben? Und was soll das bedeuten, harte neue Methode unterziehen? Wie war denn die Therapie, die ich gerade hinter mich gebracht habe? Eine für Weicheier, ein Spaziergang sozusagen?

Ich bin schockiert und verbittert. Und ich erkenne, es gibt keine wirklich erfolgversprechende und machbare Alternative, sondern nur hopp oder top, keinen in der Realität brauchbarer Plan B, Plan A sollte dringend funktionieren.

Weil meine Lieben auf dieses Arztgespräch gewartet und mit mir mitgefiebert haben, benachrichtige ich alle sofort entweder per Anruf oder WhatsApp. Ja, die Behandlung hat funktioniert. Ja, ich bin jetzt komplett K.-frei und gewissermaßen wieder gesund.

Alle freuen sich enthusiastisch über den guten Befund. Mein Papa und meine Schwestern mit Anhang stoßen noch am selben Abend mit mir auf diese frohe Botschaft an. Lea, Pia, Lisa, meine Schwiegereltern und viele andere beglückwünschen mich und schenken mir in den nächsten Tagen Karten oder Blumen. Sie sind unendlich erleichtert.

Alle, na ja, fast alle. Denn das winzige Wörtchen `wenn´ hat sich nämlich schon viel zu tief in mein eigenes Denken eingebrannt …

Mein Kopfkino begleitet mich die nächsten Tage auf Schritt und Tritt. Ich bin hin- und hergerissen zwischen der Freude über den so guten Zwischenbefund und der Angst vor meiner Zukunft. Schließlich vertraue ich mich meinem Mann an und erzähle ihm, was mich so belastet. Ich kann noch nicht einmal mehr schlafen.

Erstaunlicherweise wird er mir mehr oder weniger das Gleiche sagen wie mein Psychiater etliche Wochen später.

„Mein Gott, Anna, ich war bei dem Arztgespräch dabei. Dr. Manzer war durchweg sehr optimistisch, dass du es tatsächlich geschafft hast. Du brauchst keine Angst mehr zu haben, Schatz, glaube mir! Du hörst wieder mal nicht die vielen Prozent an guten Nachrichten, sondern konzentrierst dich genau auf die paar Restprozente. Was wäre, wenn …"

„Ja, Mark, genau, was wäre denn, wenn?", gebe ich schnippisch und extra provokativ zurück.

„Ach, Anna, du kennst dich doch selbst und weißt, dass 99,9 % der Patienten in dieser Situation gar nicht erst nachgefragt hätten. Die wären fröhlich über die gute Prognose von dannen gezogen. Aber du musst wieder mal alles bis ins kleinste Detail wissen. Hättest du bloß nicht gefragt", gibt mir Mark zur Abwechslung mal echt genervt und ziemlich zornig zurück. Wir sind beide so mit den Nerven am Ende, dass wir uns den Rest des Tages nur noch ignorieren …

Nach einem Besuch von Johanna, die mir ähnlich ins Gewissen geredet hat wie Mark, geht es mir tatsächlich um einiges besser. Mir wird erstmals richtig klar, dass `sich gut fühlen´ gleichbedeutend ist mit `gesund sein´, sich `schlecht fühlen´ mit `krank sein´.

Nur ist diese logische Theorie in meinem Fall nicht richtig. Schwer zu glauben, dass ich gesund sein soll, während ich mich hundeelend fühle. Körper und Psyche stimmen bei mir nicht mehr überein.

Ich versuche, mir dessen bewusst zu werden und meine Gedanken dadurch ins Positive zu steuern.

„Ich bin gesund und werde auch gesund bleiben. Die Prognosen sind bestens“, sage ich beinahe trotzig am Tag sicher über die hundertmal. Ich ströme, wiederhole meine Mantras und bete, was das Zeug hält. Aber trotz aller Bemühungen schaffe ich es nicht, die finsteren Gedanken vollständig aus meinem Kopf zu verjagen. Sie sitzen nur etwas weiter hinten im Gedächtnis …

Was mir sehr hilft, die paar Tage bis zur vierten und letzten Chemo zu überbrücken, ist das Kuscheln und Streicheln mit Vento. Jeden Morgen lege ich mich ein paar Minuten neben ihn auf den harten Parkettboden im großen Wohnzimmer, kraule ihn und rede mit ihm wie mit einem guten Freund. Und genau das ist er auch, ein guter Freund, ein sehr guter Freund. Ein Seelenverwandter …

Vento liegt seit Beginn der Krankheit den halben Tag treu ergeben zu meinen Füßen, bewacht und beobachtet mich aufmerksam, solange er mit mir allein im Haus ist.

Wohingegen er zum einfallsreichen Clown mutiert, wenn die komplette Mannschaft, also die ganze Familie, anwesend ist. Mit seiner tollpatschigen Art bringt er uns wenigstens ab und zu zum Lachen. Vor allem dann, wenn er nicht entsprechend beachtet wird und künstlich um unsere Aufmerksamkeit bettelt.

In dem Fall dreht sich der Hund pfeilschnell auf den Rücken und setzt dazu sein süßestes, unschuldigstes Gesichtchen auf. Wie auf Kommando beginnt unser schlauer Beardie dann, wie ein Welpe zu quietschen und zu jaulen. Und zwar genauso lange, bis sich jemand seiner erbarmt, ihn direkt anspricht, ihn krault und sich liebevoll mit ihm abgibt. Oder noch besser, ihn mit einem Leckerli belohnt …

Unbeschreiblich komisch ist es, wenn er uns minutenlang missachtet und uns sein Hinterteil zudreht. Er will uns damit wohl zeigen, wie beleidigt er im Augenblick ist. Das macht Vento besonders dann, wenn er mal eine halbe Stunde allein zu Hause sein muss

Zum Glück hält dieser Zustand bei unserem klugen Beardie nie lange an, denn er scheint instinktiv zu ahnen, was in welchem Moment gerade das Richtige ist …

Der vierte Zyklus

Vier Tage noch, dann beginnt endlich der Endspurt. Ich freue mich in der verbleibenden Zeit über Besuch, allerdings strengt mich jedes noch so kurze Gespräch sehr an, sodass ich mich danach gleich hinlegen und erholen muss.

Ich benötige jetzt noch mehr Stille und Ruhe als vorher. Auch bleibe ich mit den Besuchern bewusst auf Distanz, da ich die Therapie nicht durch eine zufällig aufgeschnappte Erkältung gefährden will.

Nicht mehr lange, denke ich optimistisch, dann geht's nur noch aufwärts. Bald werde ich wieder die gut gelaunte, gutmütige, ab und zu sture und leicht perfektionistische Anna sein, die ich schon immer war …

Obwohl ich mich nach den drei Chemos wie ein alter Therapie-Hase fühle, die einzelnen Abläufe kenne mit Anmeldung, Warten, Liftfahrt in den 6. Stock,

Anmeldung, Warten, Zimmerzuteilung, Warten, Untersuchungen, Warten, Port anstechen, dann das Warten auf die Blutergebnisse bis hin zum eigentlichen Beginn der mehrstündigen Chemotherapie. Obwohl ich das alles inzwischen intus habe, betrete ich das Spital mit vielen schmerzhaften Erinnerungen und einem mulmigen Gefühl in der Magengegend. Doch es verläuft alles wie geplant …

Ich bin wieder daheim. Daheim, welch großes Wort, doch ich fühle mich abermals fremd und einsam in diesem so vertrauten und hellen Haus. Die ersten paar Tage gehen schnell und ohne größere Probleme vorbei, den starken Cortisonpillen sei Dank.

Die Kinder ignorieren mich zum Glück. Sie lassen mich mehr oder weniger auf Anweisung meines Mannes in Ruhe, ich höre weder Fragen noch Probleme. Das macht mich einerseits traurig, aber es ist besser so, denn schon nach ein paar Tagen habe ich wieder sehr mit Schmerzen zu kämpfen …

Ab und zu rufe ich die beiden trotzdem zu mir, um wenigstens in Ansätzen mit ihnen zu kuscheln oder sie einmal kurz in meiner Nähe zu haben. Ben ist jedes Mal dankbar dafür, Luna dagegen fällt der

Gang zu mir nach wie vor sichtlich schwer. Sie leidet immer noch still, doch ich kann ihr im Moment nicht helfen. Leider.

Mein Mann probiert nach Leibeskräften, mit ihr zivilisiert zu kommunizieren. Aber auch das ist eher erfolglos. Trotzdem schafft Luna es wider Erwarten, das Schuljahr positiv abzuschließen. Wir alle, ganz besonders ich natürlich, sind mächtig stolz auf sie …

Das, was ein paar Tagen später bei mir anfängt, ist nur schwer in Worte zu fassen. Es trifft mich mit voller Wucht und beginnt plötzlich aus dem Nichts. Bilder aus der Zeit auf der `Inneren´ begleiten und verfolgen mich plötzlich bei Tag und ganz besonders in der Nacht.

Ich sehe Frauen mit kahlem Schädel und stumpfem Blick, unheilbar krank, mit denen ich gerade noch im Zimmer lag. Aber auch Bilder meiner abgemagerten Mama und verzerrte Figuren von Fernsehstars, die alle kürzlich verstorben sind. Ich sehe deren Gesichter mal wie bedrohliche schwarze Gestalten, dann wieder als Fratzen vor meinem inneren Auge.

Egal, was ich auch versuche, ich werde diese schrecklichen Fantasiebilder einfach nicht los. Es ist wie ein langer Alptraum, aus dem ich nicht mehr erwachen kann. Erschwerend kommt hinzu, dass ich erstmals körperlich unfähig bin, mit meinem Mann auch nur ein paar Schritte nach draußen zu gehen. Der absolute Tiefpunkt ist erreicht …

Ich schaue in die besorgten Gesichter der Familie und Freunde, sehe ihre erschrockenen Blicke. Vier Polychemotherapien haben unweigerlich ihre Spuren hinterlassen. Was mir jedoch keiner nehmen kann, sind wenigstens meine inspirierenden Flashbacks …

Entspannt liege ich auf meinem riesigen Badetuch im warmen weißen Sand und lese in einem Buch. Es ist eine recht ansprechende Biografie über das bewegte Leben der Alma Mahler. Sie war eine faszinierende Persönlichkeit der weiblichen Kunst- und Kulturszene, Ehefrau des gleichnamigen Komponisten G. Mahlers, nach dessen Tod des Architekten W. Gropius und in späteren Jahren des Dichters F. Werfel.

Luna und Ben haben mit Schaufel und Kübel eine Riesenburg mit Türmchen und Erkerchen neben mir gebaut und holen mich stolz, um mir ihr Meisterwerk zu zeigen.

Jeder Raum der mächtigen Sandburg wird mir einzeln und detailliert erklärt, bevor wir uns im lauwarmen Wasser entspannen. Sogar die Kinder lassen sich von diesem idyllischen Platz in Südsardinien inspirieren. Sie toben ausgelassen und glücklich im Sand und Wasser und fotografieren begeistert ihren Papa beim Kitesurfen. An diesem Ort ist alles nur Magie.

Sobald ich kann, lege ich mich wieder auf mein flauschiges Badetuch, diesmal allerdings ohne Buch. Ich schließe die Augen, atme die salzige Meeresluft tief, langsam und bewusst in meine Lunge ein und wieder aus und lausche dem sanften Brechen der Wellen. Ich spüre sie deutlich, die Freiheit.

Diese grenzenlose Freiheit …

Das Beruhigungsmittel und die Schlaftabletten, die ich für Notfälle von meinem Arzt bekommen habe, erweisen mir auch zwei Wochen nach der vierten Chemo wertvolle Dienste. Ohne sie wäre an Schlaf überhaupt nicht zu denken.

Normalerweise hat sich mein Befinden zwölf bis sechzehn Tage nach der Therapie um wenigstens ein Level verbessert. Doch diesmal warte ich vergebens auf jegliche Erleichterung. Es ist zum Verzweifeln. Ich habe die letzte Chemo geschafft und meine

Aussichten für die Zukunft sind rosarot, trotzdem geht es mir so schlecht wie nie zuvor …

Obwohl ich mich kaum auf den Beinen halten kann, vereinbare ich zu meiner eigenen Beruhigung einen Termin mit Dr. Manzer.

Ich konfrontiere ihn später abermals mit einer besonders langen To-do-Liste. Mein Mann stützt mich bis zum Lift, nichtsdestotrotz schaffe ich es kaum bis in den zweiten Stock.

Auf meinen ausdrücklichen Wunsch gehe ich heute allein zum Gespräch mit dem Onkologen. Als ich ihm gegenübersitze, sieht er mich zum ersten Mal mitleidig an.

„Wissen Sie, Frau Schönberg, eine Polychemo verlangt dem Körper einiges ab. Verständlicherweise sind Sie jetzt noch sehr davon gezeichnet. Sie haben eine gute Prognose. Aber die hundert Prozent an Sicherheit, die Sie ständig von mir hören wollen, gibt es einfach nicht. Sie müssen lernen, mit dieser Ungewissheit umzugehen und damit zu leben."

Wieder fühle ich mich durchschaut.

Unbarmherzig fährt er nach einem Moment der Ruhe fort: „Meine Arbeit mit Ihnen ist bald erledigt. Ich kann Ihnen dann nicht mehr weiterhelfen. An Ihrer Stelle würde ich ernsthaft und in aller Ruhe überlegen, mir professionelle psychologische Hilfe zu suchen und in Anspruch zu nehmen."

Wie, habe ich gerade richtig gehört? Was meint er denn damit? Ich bin doch kein Psycho, der einen Seelenklempner braucht. Niemand aus meinem Bekanntenkreis braucht so einen. Ich bin doch nicht meschugge.

Ich schäme mich, verabschiede mich ziemlich schnell, fast abrupt, und erzähle Mark lieber nichts von dem Vorschlag des Arztes ...

Ende Mai 2019

Bis zum Start der Antikörpertherapien fühle ich mich immer noch schwach und elend. Die Schleimhäute brennen wie Feuer und die Tage vergehen wie in Zeitlupe.

Die meisten Stunden verbringe ich einsam liegend auf dem Platz in der Sofaecke. Mein Mann hat sie vor einiger Zeit verbessert, da meine Rückenschmerzen unerträglich wurden. Er hat sie einfach mit einer Luftmatratze aus unserer Campingzeit aufgepolstert und ich bin ihm jeden Tag dankbar für seinen Einfall.

Oft starre ich einfach nur vor mich hin und bin doch mit meinem ärgsten Feind konfrontiert, dem Warten. Ich bin von Natur aus sehr ungeduldig und dieses Nichtstun nagt an meinen Nerven …

Die gesamte Zeit über werden wir von unseren Lieben nach wie vor mit Essen versorgt. Johanna, die uns fast jedes Wochenende mit einem ihrer leckeren, selbst gebackenen Torten verwöhnt, scheut nach wie vor weder Arbeit noch Mühe, uns kulinarisch nach Strich und Faden zu verwöhnen. Ich bin unglaublich dankbar, auch wenn mir jedes Mal schmerzlich bewusst wird, wie weit ich noch von der früheren Anna entfernt bin.

Sooft ich mich imstande dazu fühle, ströme und bete ich. Und ich verscheuche die schlimmen Bilder und schlechten Gedanken im Hinterkopf mit meinem Standardsatz: „Es ist, wie's ist." Manchmal ermahne ich mich auch mit einem scharfen: „Stopp, Schluss jetzt!" Das hilft seltsamerweise, zumindest zeitweise …

Ich versuche, mich nicht mit dem `Warum´ und `Wieso´ zu befassen, denn auf gewisse Fragen gibt es keine zufriedenstellenden Antworten. Außerdem nehme ich mir vor, einige Dinge, die sich vor meiner Krankheit verselbstständigt haben, so bald wie möglich zu ändern. Oder zumindest in Ansätzen zu verbessern.

Dazu zählt eindeutig das viele Grübeln. Doch da wäre auch noch mein ausgeprägtes Mitleiden mit allen und jedem, nicht zu vergessen mein oft belastendes Streben nach Perfektion. Ob mir das alles gelingen wird?

Genau wie von meinem Onkologen prophezeit, setzen die beiden zweistündigen Antikörpertherapien meinem Körper erheblich weniger zu als die stundenlangen Polychemos. Sie erfolgen ebenfalls im Abstand von drei Wochen.

Allerdings habe ich mich nach der vierten Therapie immer noch nicht erholt. Nur wenige Meter im Garten strengen mich an, als hätte ich eine Extremtour auf den Mount Everest hinter mir.

Mein Körpergewicht hat sich um zehn Kilo verringert. Wie meistens in solchen Fällen ist mir die reine Muskelmasse abhandengekommen. Und das trotz aller Bemühungen, regelmäßig und möglichst viel Nahrung zu mir zu nehmen.

Gerade aus diesem Grund stellt jeder einzelne Schritt eine immense Herausforderung dar und ist hart erkämpft. Doch ich beiße mich so gut wie möglich durch …

Am 5. Juli habe ich schließlich die gesamte Therapie hinter mich gebracht. Nun stehen noch mein Abschlussgespräch mit Dr. Manzer in vier Wochen und eine letzte Untersuchung mit PET-CT an. Die Auswertung erfolgt in sechs Wochen durch einen Nachsorgearzt.

Freiwillig möchte ich obendrein schnellstmöglich die OP zur Entnahme des Ports vornehmen lassen, obwohl das eher unüblich ist. Doch ich will einfach, dass mich möglich nichts mehr an meine Erkrankung erinnert …

Sommer 2019

Eine Woche nach Abschluss der Therapie falle ich trotz meiner guten Vorsätze abermals in ein tiefes und düsteres Loch. Es ist eher ein kratermäßiger Abgrund.

Morgens beim Blick in den Spiegel schaut mir eine bleiche, mir erschreckend fremde Person entgegen. Eine Frau mit kurzen, dunkelgrau melierten Haarstoppeln. Eine, die ich nicht kenne. Nein, das bin nicht ich. Unmöglich.

Außerdem ist da erneut Furcht, eine Art Todesangst, die mich seit Tagen begleitet und quält. Sicher schlummert der verdammte K. in einem dunklen Versteck immer noch irgendwo in mir, ganz tief drinnen. Und er wartet nur darauf, mich erneut in die Knie zu zwingen.

Ich sehe meinen psychischen Zusammenbruch zwar voraus, bin aber trotzdem unfähig, diese Entwicklung in irgendeiner Form aufzuhalten. Im Gegenteil. Die Angstspirale hält mich umschlungen wie ein Krake seine Beute. Horrorfantasien verfolgen mich auf Schritt und Tritt.

Unheimliche Bilder von Verstorbenen und gruselige Bilder von Todkranken suchen mich heim. Angsteinflößende, schwarze Fratzen sitzen in meinem Kopf.

Die Tränen, die sich schon den ganzen Tag direkt hinter meinen Augen verstecken, laufen am späten Nachmittag völlig unkontrolliert und in Strömen meine Wangen herunter. Und ich kann einfach nicht mehr gegensteuern.

Mehrere Tage hintereinander erleide ich jeweils zwischen 16 und 17 Uhr eine heftige und verstörende Panikattacke. Ich zittere am ganzen Körper, begleitet von einem unkontrollierten Weinkrampf mit heftigem Schluchzen. Das beklemmende Gefühl, keine Luft mehr zu bekommen, versetzt mich in Angst und Schrecken. Ein Band schnürt sich von Sekunde zu Sekunde enger und enger um meinen Hals, dann um den gesamten Brustkorb.

„Ich kann nicht mehr!“, schreie und schluchze ich wie von Sinnen. „Ich kann nicht mehr! Tu was, Mensch! Ich schaffe es nicht, so ein Mist …“

Ich drohe, auf der Stelle zu ersticken. Mein unkontrolliertes Ich steigert sich vollends in die beängstigende Situation hinein. Ich verspüre Todesangst.

Wenn Mark von der Arbeit schon zu Hause ist, eilt er sofort neben mich. Er nimmt mich in die Arme und versucht, mal mehr, mal weniger erfolgreich, mich zu beruhigen und zu trösten. Dann stürze ich mich auf die Tranquilizer, die ich noch vom Beginn meiner Behandlung übrig habe. Nach ein paar abscheulichen Minuten ist alles wieder vorbei.

Nur gut, dass unsere Kinder nicht Zeugen dieser Anfälle werden. Denn trotz der unvermeidbaren Stornierung unseres heiß ersehnten und von langer Hand geplanten Lefkas-Aufenthalts haben die beiden die Möglichkeit, einige Zeit ohne uns zu verbringen.

Ben weilt gerade für zehn Tage mit Tante, Onkel und seinem ein Jahr älteren Cousin und gleichzeitig besten Freud auf der italienischen Insel Elba. Luna darf sich zu Beginn der großen Ferien mit ihrer besten Freundin Dani bei deren Oma in Serbien erholen. Und ich verspüre wieder einmal unendliche Dankbarkeit über diese Fügung …

Ich ringe in jenen Sommertagen mit meinem eigenen stolzen Ich und meinem Selbstwertgefühl. Am Ende realisiere auch ich, dass es jetzt unausweichlich ist, der vollen Wahrheit ins Auge zu sehen. Ich benötige dringend psychologische Hilfe und das möglichst schnell.

Es führt endgültig kein Weg mehr daran vorbei, selbst wenn das abermals Chemie in Form von Medikamenten bedeutet. Doch einigen meiner Vorbilder ist es schließlich auch perfekt gelungen, damit fertig zu werden.

Ich muss über meinen Schatten springen. Die Inanspruchnahme eines `Psychodoktors´ ist mein Rettungsanker, mein allerletzter Joker, den ich mir bis zum Schluss aufbewahrt habe. So, wie von meinem Arzt vorausgesehen und vorausgesagt. Meschugge also …

Ich empfinde diese Tatsache als Schwäche und Erniedrigung. Mein Mann bestärkt mich in meinem Vorhaben und sieht die Sache zum Glück wesentlich gelassener als ich.

Außerdem muss ich mich nicht zwischen den beiden Therapieansätzen, einerseits aus der

Naturheilpraxis mit ihren pflanzlichen Hilfsmitteln, andererseits aus der Psychoanalytik mit den pharmazeutischen Arzneimitteln, final entscheiden. Ich werde von nun an meinem Gefühl folgend die verschiedenen Methoden parallel zur Unterstützung nutzen.

Diese Erkenntnis bringt eine enorme Erleichterung mit sich. Es gibt nicht nur eine einzig gültige Art der Hilfestellung, kein richtig oder falsch. Und es gibt vor allem nichts, wofür ich mich schämen müsste. Nein, es gibt wie so oft im Leben einfach mehrere Wege mit kleinen Abzweigungen, die ich selbst ausprobieren und wählen kann. Gut so …

Ich vertraue mich Johanna in einem unserer nächsten Gespräche an. Darauf verspricht sie mir, unverzüglich einen vertrauten Freund unserer Familie zu kontaktieren, damit der einen befreundeten Psychiater um seine fachkundige Hilfe und Expertise bittet. \`Vitamin B´ hilft wie üblich und überall.

Mein Erstaunen, aber allem voran meine Erleichterung ist groß, als ich bei dem angesagten Spezialisten Dr. Weißenstein bereits innerhalb der kommenden Tage einen Termin erhalte. Mein Mann begleitet mich beim allerersten Gang zu dieser Koryphäe auf dem Gebiet der Psychoanalytik und Therapie.

Verlegen und voller innerer Zweifel sitze ich Dr. Weißenstein in einem bequemen Lederlehnstuhl gegenüber. Ich komme seiner Aufforderung nach und beginne, teils bedingt durch die entzündeten Schleimhäute, mit schwacher, heiserer Stimme unsicher und langsam zu erzählen.

Zuerst strengt mich das Berichten an, doch schließlich sprudeln die Worte wie von allein aus mir heraus. Ich erzähle ihm, ohne weitere Fragen abzuwarten, meine gesamte Krankengeschichte von Beginn an, schonungslos und ehrlich. Erstmals spüre ich auch das Bedürfnis dazu, was vermutlich die hohe Kunst eines guten Psychiaters ist, der es schafft, seine Patienten zum Reden zu bewegen.

Der sympathische Arzt hört mir aufmerksam zu und notiert dann und wann etwas in sein Notizbuch. Nach Beendigung meiner Schilderungen sieht er mich eindringlich an. Ich weiche seinem Blick aus und schaue verlegen zu Boden.

„Wissen Sie, ich möchte Ihnen zuerst einmal mitteilen, dass Sie nicht die Einzige sind, die nach einer Chemotherapie, besonders nach einer Polychemo, meine Praxis aufsucht. Erfahrungsgemäß begeben sich äußerst viele der Patienten, die Ihre Behandlung erhalten haben, früher oder später in eine psychologische Therapie bei einem Experten.

Außerdem ist es vollkommen normal, dass die Psyche dem Körper hinterherhinkt. Sie hatten bis jetzt nicht einmal richtig Zeit, sich aufgrund Ihres geschwächten Körpers mit Ihrer seelischen Verfassung auseinanderzusetzen. In Ihrem Fall haben Sie zusätzlich noch mehrere Traumata erlitten, die es aufzuarbeiten gilt. Das allerdings nur als Randnotiz."

Dankbar schaue ich ihn an. Diese Randnotiz ist enorm wichtig für mich. Ich bin also kein Freak und auch nicht die Einzige. Und meschugge schon mal gar nicht. Das aus fachkundigem Mund zu hören, beruhigt mich wirklich.

„Aus ärztlicher Sicht spielt es zunächst nur eine untergeordnete Rolle, aus welchen Gründen Sie in Ihrem aktuellen psychischen Zustand sind. Wir müssen uns im Klaren sein, dass Menschen aus den unterschiedlichsten Ursachen in eine Angststörung geraten können. Die Präsenz Ihrer seelischen Probleme ist im Moment schlicht und einfach ein Faktum", fährt der Arzt erklärend fort.

Wir vereinbaren für alle zwei Wochen einen Termin und starten zusätzlich mit einer medikamentösen Begleitung meiner Gesprächstherapie. Es dauert eine ganze Weile, bis ich die positive Wirkung der Sitzungen und Psychopharmaka an mir bemerke.

Doch dann bin ich meine Panikattacken endgültig los …

Im Laufe der Monate entwickle ich immer mehr Vertrauen zu Dr. Weißenstein, wenngleich ich nach wie vor Angst vor einem erneuten Rückfall verspüre.

Ich lerne langsam, meine Traurigkeitsanfälle zuzulassen, lege mich auch mal einen ganzen Nachmittag ins Bett und lasse den Tränen einfach freien Lauf. Das darf ich, hat mein Therapeut mir versichert. Wichtig ist es aber, nach einer gewissen Zeit wieder aufzustehen. Wieder am Leben teilzunehmen und nicht zu lange in dieser Lethargie zu verharren.

Das gelingt mir entweder, indem ich mir einen Fußtritt ans Schienbein verpasse und mich selbst mit allerlei Schimpfwörtern belege. Oder aber auf friedliche Weise mit meinen Mantras und Gesprächen mit Gott. Schnell wird mir klar, dass meine psychische Heilung Zeit in Anspruch nehmen wird. Viel Zeit, ob mir das nun gefällt oder nicht.

Zu schwer sind die erlittenen Traumata. Mamas früher Tod, den ich nie wirklich verarbeitet habe. Meine eigene Schock-Diagnose, die ähnlich wie die ihre gewesen ist. Die Tatsache, dass der direkte Erscheinungsort der Erkrankung mit dem Sitz meiner Violine beim Spielen identisch ist. Und nicht zu vergessen, die knüppelharte Art der Therapie, die meine schwere Erkrankung nach sich zog.

Ich werde im Laufe der folgenden Monate viel Geld in die Therapiestunden investieren. Aber bis heute bereue ich keinen einzigen Cent davon. Inständig hoffe ich, dass alle Ärzte, die mich behandelt haben, ein entsprechend hohes Gehalt bekommen. Sie hätten das mehr als verdient.

Nach einer Sitzung höre ich zufällig, was mein Psychiater seiner Sekretärin als Befund für die Krankenkasse diktiert: Panikattacken, posttraumatische Angstzustände, depressive Phase aufgrund schwerer Krankheit.

Interessant und zweifelsohne die Wahrheit, die ich mittlerweile sogar akzeptieren kann. Doch es zusammengefasst zu hören und zu wissen, dass andere das lesen werden, versetzt mich neuerlich in Unruhe. Doch jetzt weiß ich, was hilft.

Zu Hause katapultiere ich mich in meine wunderbaren Flashbacks, in denen mir nichts und niemand wehtut …

Bei unserer allerersten großen Womo-Reise machen wir eine vierwöchige Tour entlang der spanischen Küste bis ganz an die südliche Spitze hinunter. Das mit zwei Kleinkindern im Gepäck …

Unser angestrebtes Ziel ist Tarifa, der Treffpunkt aller hippen Kiteboarder dieser Erde. Wir haben bereits sämtliche Küstenabschnitte, wie Costa Brava, Costa Dorada, Costa Blanca sowie die unglaublich schöne andalusische Stadt Granada mit ihrem großartigen maurischen Kulturerbe erkundet.

Sorglos und unbeschwert machen wir uns nun in der frühen Abenddämmerung auf gen Süden. Unsere beiden Goldschätze schlafen bereits brav in ihren Kojen im hinteren Teil des alten `Luxusgefährtes´. Stundenlang folgen wir einer geteerten Bundesstraße, gesäumt von einigen idyllisch gelegenen Dörfern links und rechts davon.

Nun ist es bereits Nacht und stockdunkel. Durch die Felder streift ein leichter Wind, der uns nicht weiter beunruhigt. Als Kiter-Familie sind wir Wind gewohnt.

„So habe ich mir meine Ankunft in Tarifa vorgestellt, Wind ohne Ende“, sagt Mark lachend.

Allerdings ist mir bald weniger zum Lachen zumute und ich werde unruhig. Weit und breit sehe ich keine Lichter mehr entlang unseres Weges. Der leichte Wind von vorhin baut sich langsam zu einem riesigen Sturm auf, der unser Womo bedenklich hin und her schwanken lässt. Die nächste Sturmböe erfasst das Fahrzeug und befördert es unsanft auf die andere Fahrspur. Mark bleibt erstaunlich cool und manövriert unbeeindruckt und geschickt weiter.

Aufgrund der Lautstärke des Orkans erwachen jetzt auch Luna und Ben. Beide beginnen vor Furcht lauthals zu schluchzen und zu weinen. Der Sturm tobt unbarmherzig und lässt unser Womo gefährlich hin- und herschwanken.

Endlich sehen wir ein schwaches Lichtermeer im Tal vor uns. Gott sei Dank, das muss Tarifa sein. Wir biegen auf die Küstenstraße ab und gelangen zu einem einfachen spanischen Campingplatz, dessen Schranke für Gäste großzügig die ganze Nacht über offensteht. Nachdem Mark unser Gefährt sicher geparkt und die Handbremse fest angezogen hat, fallen wir alle vier in einen fast komaartigen Tiefschlaf.

Früh am Morgen erwache ich von den ersten Sonnenstrahlen.

„Kein Wind mehr", flüstere ich leise.

Erleichtert und neugierig begebe ich mich ins Freie. Nun erstarre ich vor lauter Freude und Entzücken. Direkt vor mir breitet sich der riesige Atlantik in seiner vollendeten Schönheit aus. Ein schneeweißer, kilometerlanger Sandstrand mit einem in allen Blautönen dieser Welt schimmernden Meer liegt zu meinen Füßen. Einfach atemberaubend …

Neben unserem Fahrzeug entdecke ich ein Schild, das mitten in den Ozean zeigt. Darauf steht: Afrika 14 km.

Schließlich sind wir alle vier zu einem Spaziergang bereit und laufen fröhlich den wunderschönen Strand entlang. Nach einer ganzen Weile sehen wir in der Ferne etwas auf uns zukommen. Nahe genug erkennen wir weiße Wildpferde, die den Traum vom Freisein leben dürfen.

Wieder fühle ich dieses angenehme Kribbeln im Bauch und diese besondere Art von Freiheit …

Heiße Tage

Es ist nun an der Zeit, von meinem Vertrauensarzt Dr. Manzer endgültig Abschied zu nehmen. Mein Herz blutet, weil ich mich so an unsere To-do-Listen und seine Ehrlichkeit gewöhnt habe. Und natürlich, weil ich ihm so vertraue.

Ich kann es mir jedoch nicht verkneifen, ihm bei unserem letzten Gespräch noch eine abschließende Frage zu stellen. Allein der Tatsache geschuldet, dass Sohn Ben seit Längerem daran festhält, in absehbarer Zeit Medizin zu studieren. Aufgrund meiner persönlichen Erfahrungen bin ich mir nicht mehr sicher, ob das wirklich eine so erstrebenswerte Berufswahl ist.

„Wie halten Sie nur all das Elend der Menschen speziell auf Ihrer Abteilung aus?"

Gelassen und ein wenig verwundert, schaut mich der Arzt an.

„Ach, wissen Sie, Frau Schönberg, es ist natürlich nicht immer leicht, den Beruf des Chefonkologen über Jahre hinweg mit Leib und Seele auszuüben. Es ist ehrlich gesagt, sogar sehr kräftezehrend. Aber so paradox es auch klingen mag, man erlebt viel Außergewöhnliches und Schönes. Und wer weiß schon, was die Zukunft bringt? Eventuell werde ich, irgendwann in den nächsten Jahren, meine eigene private Praxis für Inneres eröffnen."

Ich bin hocherfreut und echt überrascht, dass er mich in seine Pläne, vielleicht auch Träume eingeweiht hat. Ich bedanke mich aus tiefstem Herzen für seine hervorragende Arbeit …

Ende Juli kommt es knüppeldick. Wir erleben die größte Hitzeperiode mit bis zu sechsunddreißig Grad, an die ich mich erinnern kann. Sie wütet so schrecklich, dass auch alle meine kräftigen und vor Gesundheit strotzenden Freunde und Bekannten sprichwörtlich an ihre Grenzen stoßen.

Ich durchlaufe eine Horrorwoche, die mir alles abverlangt, ich bin buchstäblich am Ende. Aufstehen geht nicht mehr, klar denken geht nicht mehr, reden geht nicht mehr. Es geht einfach absolut nichts mehr. Es fühlt sich an wie ein surreales Schweben zwischen Leben und Tod. Mehrmals in dieser Zeit flackert in mir ein Gedanke auf: Was, wenn der ganze Schmerz einfach vorüber wäre?

Ich rede mit Gott und bitte um Hilfe. Ich will nicht aufgeben, das kann jetzt keine Option mehr für mich sein. Und ich spüre ganz deutlich, ich will noch nicht sterben.

Dieser Gedanke geistert wie ein Mantra, wie ein Perpetuum mobile, ständig durch meinen Kopf. Ich liege verschwitzt und halb ohnmächtig in meiner Ecke, den großen Ventilator frontal auf mich gerichtet. Das ist zwar schlecht für meine Schleimhäute und verursacht eine extreme Heiserkeit, aber wenigstens kann ich so die Sommerhitze halbwegs ertragen.

Ständig erinnere ich mich an Johannas Leitsatz, den sie mir vor ihrer Abreise in den wohlverdienten Urlaub mitgegeben hat.

„Denke daran, wenn ich nicht da bin, mein Schatz, es bleibt nicht so, wie es im Moment ist. Auf keinen Fall. Es wird besser. Und wie. Ganz bestimmt kommen wieder gute Zeiten auf dich zu!"

Diese schlichten Sätze bewirken eine ganze Menge tief in mir drinnen …

Am späteren Nachmittag schaue ich mir in meinem Delirium regelmäßig `schöne Bilder´ im Fernsehen an.

Am liebsten sehe ich Dokumentationen über die Region der Nord- oder Ostsee, die ich ohne Ton konsumiere. Meist sind es Aufnahmen von oben aus der Vogelperspektive. Die wunderbaren Bilder der deutschen Inselwelt beruhigen mich, auch wenn ich keine Ahnung habe, warum das so ist.

Besonders in den feuchten, fast tropischen Nächten, aber auch tagsüber leide ich unter starken wechselbeschwerdeartigen Schwitzattacken, die mir regelrecht Angst einjagen. Das Wasser rinnt mir aus allen Poren, was in mir das Gefühl hervorruft, innerlich zu verglühen. Es ist unerträglich. Wenn es ein Wort für mein derzeitiges Empfinden gibt, dann ist es `dahinvegetieren´. Ben hat schließlich die rettende Idee.

„Du, Mama, ich habe dir im Jugendzimmer im Keller unten ein feines Bettlager auf der Couch hergerichtet", stellt er mich vor vollendete Tatsachen.

Er führt mich wegen der ausweglosen Hitze und meiner totalen Verzweiflung rigoros in den Keller, wo es von der Temperatur her wenigstens erträglich ist. Ich bin ihm unendlich dankbar dafür.

Nach zwölf elenden, nicht enden wollenden Tagen ist die ärgste Affenhitze endlich Geschichte. Es ist Zeit zum Auf- und Durchatmen …

Immer noch bin ich zu sehr mit mir selbst beschäftigt, selbst Mark hat darunter zu leiden. Zusätzlich zu seinem Job im Büro muss er nun schon seit Monaten einkaufen, waschen und für die Kinder Ansprechpartner Nummer Eins sein. Ich fühle mich schuldig …

Aus diesen Gefühlen heraus entwickelt sich meine Idee, endlich mal wieder einen von Marks Freunden zu uns nach Hause einzuladen.

Wann immer mein Mann in den letzten Monaten mal seine Kumpel besucht hat oder dann und wann zum Altherren-Kicken gegangen ist, hat er penibel darauf geachtet, mich keinesfalls lange allein zu lassen. Er verzichtete auf so einiges, war praktisch in dieser schweren Zeit immer für mich da und beinahe ständig an meiner Seite. Ihm fehlt es dringend an etwas Abwechslung vom öden Krankenalltag.

„Schatz, willst du Axel morgen zu uns auf ein, zwei Bierchen einladen? Die Sommerabende mit ihrem wunderbaren Abendrot sind herrlich zum

Draußensitzen. Er wundert sich bestimmt schon, warum wir ihn nicht mehr zu uns bitten", schlage ich Mark eines Tages vor. Ich bemerke, dass er mich schnell und von der Seite mustert. Vermutlich, um die wahre Aussagekraft meiner Worte abzuchecken.

Er kennt mich genau und ahnt, dass mich der erste Besuch von jemand außerhalb der eigenen Familie im Moment noch Überwindung kostet. Auch wenn ich Axel schon über zwanzig Jahre kenne. Nach seiner kurzen Prüfung meines Gesichtsausdruckes nickt er nun erfreut.

Es ist völlig lächerlich und absurd, aber am nächsten Tag bin ich tatsächlich so nervös wie schon lange nicht mehr. Am späten Nachmittag versuche ich, mich vor dem Badezimmerspiegel mit Make-up, Smokie Eyes und etwas Lipgloss zu verschönern. Das ist aber schwierig, da meine dunklen Augenringe sich vehement dagegen wehren. Egal …

Nein, das ist es nicht. Zum ersten Mal seit meiner Chemotherapie wird mich heute ein `fremder´ Mann kahlköpfig, abgemagert und leichenblass sehen. Das ist kein berauschendes Gefühl.

Meine langen Haare waren mein Markenzeichen, ohne die ich mich jetzt nackt und schutzlos fühle. Und obendrein noch potthässlich

Ich dämmere im Halbschlaf, als Axel eintrifft. Mark öffnet ihm die Haustür und führt ihn zu mir ans Sofa. Blitzschnell setze ich mich auf und strecke ihm unsicher meine Hand entgegen. Er sieht mich verdutzt an, nimmt sie nicht, sondern bückt sich stattdessen selbstverständlich zu mir hinab, umarmt mich und gibt mir Bussi links und rechts. Wie früher. Das Eis ist gebrochen.

Später sitze ich bei den Männern am wärmenden Lagerfeuer, wohlbekannte Musik der 80er und 90er tönt aus der kleinen JBL-Box. Depeche Mode, Anne Clark, U2 – Erinnerungen werden lebendig. Anna ist jung, gruftiemäßig ganz in Schwarz gekleidet, absolut en vogue. Wie unendlich lange ist das her …

Mark hat meinen verstellbaren Gartenstuhl extra mit Kissen gepolstert, damit ich einige Minuten draußen sitzen kann. So fühle ich mich absolut behütet und wohl, wie schon lange nicht mehr. Ich beobachte das Spiel der Flammen, den hell leuchtenden Sternenhimmel über uns und staune ehrfürchtig über die endlose Weite des Weltalls. Mir wird klar, wie winzig jeder von uns eigentlich ist und wie alles trotzdem auf seltsame Weise zusammenpasst.

Bald überwiegen jedoch meine gereizten Schleimhäute und ich verabschiede mich, um ins Bett zu gehen.

Als ich gegen Morgen aufwache, ist die andere Seite des Doppelbettes immer noch leer. Die beiden Männerstimmen vor meinem gekippten Fenster sind, vermutlich wegen des Alkoholpegels, ziemlich laut zu vernehmen. Als ich den Kopf rausstrecke, kann ich mir ein Grinsen nicht verkneifen.

Es regnet in Strömen, doch Mark und Axel sitzen unter einem kleinen Holzsteg und sind pitschnass. Sie unterhalten sich blendend und lachen laut. Dass es fürchterlich regnet, scheint ihnen völlig egal zu sein. Mir auch. Sie amüsieren sich und das ist das Einzige, was zählt …

Meine Geige

Den ganzen Sommer bin ich gezwungen, auf Johanna zu verzichten. Wie häufig in den letzten Jahren unternimmt sie mit meinem Schwager eine mehrwöchige Rundreise in einem exotischen Land. Dieses Mal ist Sri Lanka an der Reihe. So sehr ich den beiden diesen Urlaub auch gönne, so sehr vermisse ich die fast täglichen, tiefsinnigen und beruhigenden Gespräche. Dennoch kümmert sie sich sogar aus der Ferne noch rührend um mich, indem sie mir jeden Abend per WhatsApp Fotos ihrer Unternehmungen und Tagesausflüge schickt.

Darauf sind die beiden mit allerlei asiatischen, manchmal auch suspekten fernöstlichen Köstlichkeiten abgebildet und sie prosten mir aufmunternd zu. Oder ich sehe sie beim Golfspielen mit Blick auf den Pazifik und auch Bilder von exotischen Städtetrips mit farbenprächtigen Sehenswürdigkeiten.

Schon am frühen Morgen freue ich mich auf die allabendlichen Berichte über eine uns fremde Kultur. Zu einem gewissen Maß kann ich auf diese Art an ihrem Urlaub teilnehmen …

In diesen Monaten müssen Mark und ich uns eingestehen, dass wir durch meinen beruflichen Ausfall starke finanzielle Einbußen zu verkraften haben.

Besonders weil ich als freischaffende Musikerin mit der Geige keinen Cent mehr erwirtschaften kann. Von einer der beiden Schulen bekomme ich seit einigen Wochen nur noch Krankengeld, das ist nicht einmal die Hälfte meines ursprünglichen Einkommens.

Dennoch gehe ich auch im Sommer regelmäßig zu den psychologischen Beratungsstunden bei Dr. Weißenstein. Außerdem nehme ich die alternativen Therapien bei Strömerin Vera und meinem Naturheilpraktiker nach wie vor wahr.

Das alles zusammen verschlingt eine recht beträchtliche Geldsumme und trotzdem, es ist wichtig für meine Gesundung und für mich.

„Es ist, wie's ist", tröste ich mich immer wieder. Und letztlich geht finanziell ja doch immer alles irgendwie auf …

Zum Glück bekomme ich zu meiner Ablenkung wieder häufiger Besuch von meinem Papa und vielen Freunden. Ihnen allen entgeht natürlich nicht, dass ich nach wie vor physisch und psychisch stark angeschlagen bin. Sie reden mir so gut wie möglich zu, erzählen mir auch mal alltägliche Dinge über ihr Familienleben oder sie schildern ihre Urlaubserlebnisse. Das alles zusammen bringt ein bisschen Abwechslung in meinen ansonsten ziemlich tristen Alltag.

Glücklicherweise bemerke ich nach ein paar Wochen, dass es körperlich endlich etwas aufwärts geht. Im Schneckentempo zwar, doch bedeutet das einen klitzekleinen Lichtblick für meine gesamte Familie.

Mark und ich drehen nach langer Zeit endlich wieder fleißig unsere abendliche Hunderunde. Sie ist mein täglicher Lichtstrahl.

Trotzdem muss ich mir selbst eingestehen, dass ein Wiedereinstieg in den Schulbetrieb mit Schulbeginn Anfang September schlicht utopisch ist …

Bei einer routinemäßigen Blutkontrollen treffe ich zufällig auf die sympathische Ärztin vom Anfang meiner Erkrankung. Sie interessiert sich ehrlich für mich und erkundigt sich zuallererst sensibel und einfühlsam nach meinem Befinden. Sie möchte gern mehr über die letzten Monate erfahren.

Natürlich bin ich immer noch etliche Kilos leichter als damals, praktisch haarlos, kreidebleich und knochig. Bereitwillig schildere ich ihr in Kürze meine bisherigen Erfahrungen, gebe ihr damit ein Feedback. Darauf wendet sie sich an ihre blutjunge Assistentin.

„Weißt du, Livia, es ist echt unbeschreiblich, was diese Frau und ihre Familie im letzten halben Jahr für ein Martyrium erlebt haben. Sie mussten so viel durchmachen. Das gäbe auf alle Fälle genügend Stoff für einen Film. Und zwar für einen sehr dramatischen Film. Ich glaube, ich erzähle es dir lieber nachher im Detail."

So wie beim ersten Mal, als mein Schicksal noch nicht endgültig besiegelt war, füllen sich ihre Augen abermals mit Tränen. Ich lächle sie aufmunternd und dankbar an. Wir fühlen uns im Herzen verbunden und ich bin mir sicher, ich werde diese bemerkenswerte Frau und ihre enorme Empathie nie vergessen …

Ende August findet meine allerletzte und endgültige Abschlussuntersuchung statt. Es handelt sich um ein weiteres PET-CT im Landeskrankenhaus, worauf einige Tage später mein erstes Nachsorgegespräch mit einem neuen Arzt erfolgen wird.

Dieses Mal bereitet mir die Nuklearuntersuchung nicht ganz so viel Kopfzerbrechen wie einige Monate zuvor. Ich weiß ja bereits in etwa, was auf mich zukommt.

Erstaunlicherweise spielt es jetzt nicht mal mehr eine Rolle, das Ergebnis erst fünf Tage später zu erhalten. Wahrscheinlich ist dieser Umstand am ehesten auf die tägliche Einnahme der Psychopharmaka zurückzuführen, die mich gelassener und ruhiger machen.

Fünf Tage später sitze ich also wieder einem jungen Arzt in einem der Besprechungszimmer gegenüber. Dr. Muster entpuppt sich als überaus sympathisch und bodenständig, der mir erfreut mitteilt, dass mein zweiter Befund ebenfalls ein negativer und unauffälliger ist. Wir besprechen das weitere Vorgehen bezüglich meiner notwendigen Nachsorgeuntersuchungen.

Alle drei Monate haben wir nun ein Gespräch über meine Befindlichkeit mit anschließender

Blutuntersuchung. Alle sechs Monate wird eine bildgebende Untersuchung mittels CT stattfinden.

„Diese engmaschigen Kontrollen sind leider nötig, da es bei dieser Art der Krebs-Erkrankungen keine wirklich direkte Untersuchung gibt", klärt mich der Arzt auf.

Besonders in meinem Fall, da ich noch relativ jung bin, seien nun auch regelmäßige und baldige Vorsorgeuntersuchungen in anderen Bereichen unerlässlich, wie etwa der Haut oder in frauenärztlichen Angelegenheiten, da es durch die Chemotherapie zu Folge- oder Spätfolgeschäden kommen kann.

Das war mir bis zu diesem Zeitpunkt nicht in voller Bandbreite bekannt. Zu meinem Pech ist es wiederum etwas Beängstigendes.

Ich verlasse das Spital mit Überweisungen an die entsprechenden Fachärzte und werde in der nächsten Zeit zur Abwechslung wieder etliche Stunden mit Warten in verschiedenen Arztpraxen verbringen.

Wehmütig denke ich an meine wundervolle Kindheit zurück, als das Leben noch eine aufregende, aber furchtlose Entdeckungsreise war …

Ich schaue gebannt aus dem winzigen Flugzeugfenster und bin schwer beeindruckt von dem, was ich sehe. Die Sonne steht in ihrer ganzen Schönheit hoch am tiefblauen Himmel und kleine Wölkchen, weich wie Watte, ziehen hin und wieder unter und neben mir vorbei. So muss es im Himmel aussehen …

Nur die Engel fehlen, geht es mir durch den kindlichen Kopf. Ein berauschendes Gefühl der absoluten Freiheit ergreift Besitz von mir. Ich fühle mich wie ein Vogel.

Mit meinen gerade einmal neun Jahren befinde ich mich mit dem Kinderorchester der regionalen Musikschule auf dem Luftweg nach Finnland, Suomi in der Landessprache. Zum ersten Mal bin ich länger unterwegs, ohne die schützende Hand von Mama und Papa. Es ist ein merkwürdiges Empfinden, denn ich fühle mich richtig allein …

In den kommenden zwei Wochen ist schreckliches Heimweh mein ständiger Begleiter. Es vergeht kein Tag, an dem meine Tränen nicht in Strömen fließen, so groß ist die Sehnsucht nach den Eltern und meinem österreichischen Zuhause.

Die ungemeine Gastfreundschaft der Finnen und das Besteigen des angeblich höchsten Berges der Region um Helsinki sind mir aber bis heute in bester Erinnerung geblieben. Jenen `Gipfel´ erklimmen meine herzliche Gastgeberfamilie und ich in weniger als einer halben Stunde.

Für eine Bewohnerin der Alpenregion bestenfalls ein kleiner Grashügel. Super, wandern ausnahmsweise einmal ganz nach meinem Geschmack …

Mehrmals versetze ich mich während des Sommers bewusst zurück in meine verschiedenen Orchesterreisen nach Ungarn, Schweden, Frankreich und Russland. Ich versuche auch, meine Geige nicht nur fasziniert anzuschauen, sondern das wundervolle Instrument zum Klingen zu bringen. Ja, ich vermisse sie, ich vermisse das klassische Musizieren …

Ich könnte mich auch einfach an mein Klavier setzen und drauflos spielen, so wie ich es früher oft zur Entspannung getan habe. Ich könnte. Aber ich kann es nicht.

Zweifellos fehlt mir das Musizieren und speziell den Violinen-Unterricht mit den unterschiedlichen Schülern.

Doch es will mir einfach noch nicht gelingen, diese Tür zu meinem früheren Leben wieder zu öffnen …

Herbst 2019

Es ist früher Herbst und die Schule hat wieder angefangen, allerdings ohne mich. Der September und auch der Oktober ziehen sich eintönig und zäh dahin.

Es vergeht immer noch kein Tag, an dem meine Schleimhäute nicht unangenehm schmerzen. Auch fühle ich mich gefangen in einem fremden, schwachen Körper. Trotzdem, ich beginne endlich wieder selbst zu kochen. Anfangs ist es ungewohnt und anstrengend, doch es tut auch gut, zumindest eine strukturierte Aufgabe am Tag auszuführen.

Früher war mein Leben geprägt von Leistung und Schnelligkeit. Eine Doppelbelastung, die heute viele Frauen mit Beruf und Familie erleben. Dann kam die Krankheit ...

Nach über einem halben Jahr der gezwungenen Untätigkeit bin ich mein neues Leben immer noch nicht gewohnt. Geduld und Warten prägen den Alltag, doch das waren schon vorher Fremdwörter für mich.

Die Nachmittage verbringe ich nach wie vor an meinem angestammten Platz auf der Couch. Ich zwinge mich aber, täglich wenigstens ein- bis zweimal aufzustehen und im Garten meine Runden zu drehen. Das beruhigt mich und zeigt mir gleichzeitig, dass ich doch noch lebendig bin.

Zugegeben, mein Mann und ich sind keine Hobbygärtner. Unser etwas erhöht liegendes Einfamilienhaus im Grünen grenzt direkt an eine wunderschöne, einzigartige Streuwiese. Im Frühsommer ist sie übersät mit lila Schwertlilien und im Herbst von violetten Herbstzeitlosen durchzogen. Mark hat den Erholungswert dieses idyllischen Fleckchens schon in jungen Jahren erkannt. Inzwischen ist mir ebenfalls bewusst, in welchem Paradies wir leben.

Direkt vor unserem Verandafenster steht mein `Lebensbaum´, eine uralte Eiche inmitten eines naturgeschützten Gebietes. Diese Fläche stellt den Lebensraum für unzählige Tiere dar. Da sind zum Beispiel die beiden majestätischen Bussarde, einige Füchse, Enten, Schwäne, Reiher und seit Neuestem tatsächlich auch Störche.

Der Besuch unseres Außenbereiches bedeutet für mich jedes Mal einen emotionalen Gang in eine magische Welt, die mit nichts anderem vergleichbar ist. Seltsamerweise nehme ich das ausgerechnet in diesem Spätsommer eindringlicher wahr als in den anderen Jahren davor …

Zum x-ten Mal beobachte ich eine ältere Frau, wie sie langsam und bedächtig den Weg über die Streuwiese direkt zu meinem Baum findet, selbst bei Wind und Wetter. Für sie ist es anscheinend auch \`ihr Lebensbaum´. Einmal dort angekommen, veranstaltet sie immer das gleiche Ritual. Sie umarmt den Stamm liebevoll und verharrt für einige Minuten meditierend in dieser innigen Position.

Ich muss gestehen, mehrmals habe ich die Alte innerlich belächelt. Bäume umarmen – so ein Schwachsinn.

Heute lache ich nicht mehr, denn ich mache es genauso. Jeder Mensch sollte so leben, wie er es für richtig hält. Heute weiß ich, das hat etwas mit Toleranz, vor allen Dingen mit Freiheit zu tun …

Luna rutscht bis zu den Weihnachtsferien in der Schule immer weiter ab. Bis vor einem halben Jahr konnte ich meine Teenager-Kinder im Bedarfsfall in nahezu jedem Fach unterstützen, außer vielleicht in Physik. Zum Glück war das nur selten nötig, am ehesten noch für Luna in Mathematik.

Doch jetzt schwächelt sie und erhält sowohl in Mathematik als auch in Biologie und Latein negative Noten. Jahrelang hatte sie keine Probleme in der Schule, kam wunderbar zurecht. Doch jetzt ist alles anders …

Obendrein befindet sich meine Tochter gerade in ihrem wichtigen Abschlussjahr und unmittelbar vor der Matura. Aufgrund meines Gesundheitszustandes bin ich meistens unfähig, genug Kraft und Energie für sie aufzubringen. Hilflos muss ich dabei zuschauen, wie sich Luna immer mehr verändert. In ihrer Sturheit und ihrem unendlichen Stolz lässt sie niemanden mehr an sich heran.

„Das schaffe ich ganz allein. Mischt euch gefälligst nicht ein!", bekommen Mark und ich mehr als einmal zu hören.

Meine Tochter so zu sehen tut mir als Mama unendlich weh. Ich weiß, dass sie aus vielen Gründen leidet, besonders aber wegen der großen Belastung in den letzten Monaten. Deshalb wundere ich mich auch kein bisschen, als ihre physischen Beschwerden wieder rapide zunehmen.

Ich weihe meinen Psychiater in unsere familiären Probleme ein. Er schlägt mir vor, meine Große in unsere nächste Sitzung doch einfach einmal mitzubringen. Empört lehnt Luna dieses für mich verlockende Angebot strikt ab. Sie und ein Psycho-Doc, nur über ihre Leiche!

Wenigstens die Lern- und Konzentrationstropfen, die mein Homöopath aus verschiedenen Heilkräutern extra für Luna zusammengemischt hat, akzeptiert mein sturer Teenager nach einer kleinen Diskussion.

Hätte ich es nicht selbst am eigenen Leib erfahren, ich hätte niemals geglaubt, wie eng Körper und Seele in Wahrheit zusammenhängen …

Leider ging das Ganze auch an meinem Sohn Ben nicht so spurlos vorbei, wie Mark und ich es gehofft hatten.

Früher war er ein gutmütiger, witziger und liebenswerter Junge, der einen immer und überall zum Lachen brachte und jederzeit einen passenden Spruch auf den Lippen hatte. Jetzt ist er ein eher ernst dreinblickender, oft trauriger junger Mann.

Das könnte auch Teil der pubertären Entwicklung sein, tröste ich mich oft. Und ich erinnere mich wehmütig an das problemlose, zufriedene Baby und Kleinkind zurück, das nur weinte und schrie, wenn es unsäglichen Hunger verspürte. Dann aber durchdringend und schrill, bis ins Kindergartenalter hinein. Wenn wir bei unseren Tagesausflügen am Wochenende Müsliriegel, Schokolade oder überhaupt etwas Essbares vergaßen, gab es auf der Stelle dicke kullernde Tränen, die nicht versiegen wollten. Ja, beim Essen kennt mein kleiner Großer in der Tat bis heute keinen Spaß …

Mehr als einmal danke ich Gott während meiner mehrmonatigen Krankenphase dafür, dass ich in einem mitteleuropäischen Sozialstaat leben darf, in dem man versichert und finanziell gut abgedeckt ist. Das ist nicht selbstverständlich in unserer profitorientierten Welt. Man denke nur an das fortschrittliche Nordamerika, wo die meisten Menschen gar nicht krankenversichert sind.

Diese Gedanken ändern allerdings nichts daran, dass mein körperlicher und geistiger Zustand den ganzen Herbst hindurch immer noch sehr zu wünschen übrig lässt. Länger als zwanzig Uhr halte ich es keinen Tag aus. Erschöpft lege ich mich bereits am frühen Abend im Pyjama in unser gemütliches Doppelbett. Ich versuche, bei leichter Unterhaltungs-

oder Entspannungsmusik mit verschiedenen Strömungsgriffen zur Ruhe zu kommen und abzuschalten. Dabei helfen mir zusätzlich die homöopathischen Tropfen meines Naturheiltherapeuten.

Klassik zu hören ist immer noch zu emotional, mit zu viel Melancholie und Traurigkeit verbunden und daher im Moment keine Option für mich.

Ich habe drei favorisierte Beruhigungslieder, die ich in Minimallautstärke täglich auf YouTube rauf- und runterhöre. Doch oft gelingt mir die abendliche Entspannung trotz der vielen Hilfsmittel nicht. Mein allerletzter Joker besteht in solch einem Fall aus einem Nachtcocktailmix mit verschriebenen Psychopharmaka …

Winter 2019

Von Oktober bis Weihnachten stehen ausgerechnet in diesem Jahr einige besondere Feste und Familienfeiern an. Ein persönlicher Höhepunkt ist für mich die von meinen Schwestern zu meiner Genesung organisierte `Lebensfeier´.

Sie findet in Johannas edler Wohnung statt, die geschmackvoll mit kostbaren und raren Sammlerobjekten eingerichtet ist. Im Vorfeld bereite ich mich nervös darauf vor. Inständig hoffe ich, dieses erste große Familientreffen physisch und vor allem psychisch gut zu überstehen.

Nach dem Genuss eines exzellenten dreigängigen Menüs halte ich eine kurze Ansprache. Gerührt bedanke ich mich bei jedem einzelnen Familienmitglied mit ein paar persönlichen Worten und einer roten Rose. Wir verharren jeweils einen Augenblick in inniger und enger Umarmung.

Schon nach einigen Minuten bin ich von meinen eigenen Emotionen derart überwältigt, dass dicke Tränen meine Wangen entlang rinnen. Beim vorsichtigen Aufschauen stelle ich jedoch erstaunt fest, dass ich nicht die Einzige bin, die weint.

Das Sprechen fällt mir von Satz zu Satz zunehmend schwerer. Mir ist klar, was mir jeder einzelne dieser wunderbaren Menschen bedeutet und in den letzten Monaten für mich getan hat …

Ende November wird Lunas sehnsüchtig herbeigesehnter Maturaball stattfinden, für den sie noch ein stilvolles Ballkleid sucht. Es soll ein prachtvolles Einzelstück sein, das versteht sich doch wohl von selbst …

Oma steht ihr dabei zur Seite und fährt mit ihr, Freundin Dani und Freund Sam als Verstärkung ins benachbarte Deutschland. Dort will sie in einer Spezialschneiderei eine besondere Robe für die Enkelin ergattern.

Nach langem Hin- und Herprobieren ist das Ergebnis ein teurer Traum aus Spitze, Glitter und Tüll mit einer Korsage in Hellgrau. Er ist fast so pompös und aufwendig gearbeitet wie ein Brautkleid im

Prinzessinnenstil. Mich schmerzt es sehr, dass ich nicht dabei sein kann. Dass ich nicht helfen kann bei der Auswahl und Anprobe. Als ich das Kleid zu Hause vorgeführt bekomme, bin ich richtiggehend sprachlos.

„Wunderschön, Luna."

„Echt jetzt, Mum, bitte, sei ehrlich."

„Echt jetzt", wiederhole ich mein Kompliment. Wir umarmen uns und meine Augen füllen sich automatisch mit Tränen der Rührung. Meine Tochter, mein wunderschönes, kleines, verwöhntes Mädchen, in ihrem hochzeitsähnlichen Abschlusskleid.

Für einen Moment sehe ich mich als 18-Jährige in einem pompösen und flaschengrünen Maturaballkleid. Ein lebensfrohes, temperamentvolles Mädchen, dem die Neugier auf die eigene Zukunft nur so aus den dunklen Augen blitzt.

Genau wie jetzt bei Luna. Aber dann wird mir schlagartig bewusst, dass ich bei dieser einmaligen Schulabschlussfeier nicht dabei sein werde. Es wäre für mich zu laut und zu anstrengend, einfach noch zu unerträglich. Mein Herz blutet …

Zwei Wochen später werde ich als Entschädigung den ganzen Abend lang von Mark und Johanna mit Videos und Fotos des Balls versorgt, damit ich auch ja kein Detail oder gar einen ganzen

Programmpunkt verpasse. Zwischendurch schweifen meine Gedanken immer wieder in die Vergangenheit, höchstwahrscheinlich inspiriert von den leckeren Speisen, die von den Servicekräften an die Tische der Gäste gebracht werden …

Luna ist gerade einmal fünf Jahre alt und trägt ihr wunderschönes hellgraues Spitzenkleidchen, das wir gerade in einer der Touristenboutiquen auf Korsika erworben haben. Sie tanzt mit ihrem jüngeren Bruder ausgelassen durch die engen südländischen Gässchen, ist komplett im Ferienmodus und in unbeschwerter Urlaubsstimmung. Sogar etliche Touristen drehen sich verzückt nach unseren beiden einzigartigen Wonneproppen um.

Direkt auf den hohen Klippen befinden sich einige kleine Bistros mit verglasten, wintergartenähnlichen Terrassen und Blick aufs offene Meer. Recht abenteuerlich liegen sie verlockend in der Abendsonne. Die hungrigen Kinder fackeln nicht lange und zerren uns in das am weitesten über den Felsvorsprung hinausragende Restaurant. Mit Kennerblick suchen sich die zwei zielstrebig einen Tisch nahe dem Abgrund.

Begeistert beginne ich sofort, unsere riesige Spiegelreflexkamera auszupacken. Ich möchte unbedingt ein Bild meiner Lieben an diesem Ort als Andenken festhalten.

Die alten, robusten Holztische stehen so eng beisammen, dass ich mir beim Fotografieren mit voller Wucht den Ellbogen an einem der Nachbartische stoße.

Blitzartig durchzuckt ein fürchterlicher Schmerz meinen ganzen Körper. Dann kribbelt es bis in die Fingerspitzen. Ich jaule kurz auf vor Schmerz.

„Mamaaaa …", ruft Luna besorgt. Gekonnt überspiele ich das Ganze mit einem hysterischen Kichern.

Gerade jetzt serviert der Kellner die Suppe unseres sündhaft teuren Drei-Gänge-Menüs. Mmmmh, lecker, schießt es mir noch durch den Kopf.

"Nicht so schlimm, ich …"

Genau in diesem Moment wird mir schwarz vor Augen und mein Kopf sinkt von ganz allein und ohne Vorwarnung in die vor mir stehende französische Zwiebelsuppe. Wie aus weiter Ferne vernehme ich Marks verzweifelte Stimme.

„Luna, hol Hilfe, den Kellner, schnell …" Dabei hält er meinen schlaffen Kopf mit beiden Händen wie eine Trophäe hoch über dem Suppenteller. Hinter meinem nebligen Schleier vernehme ich eine Kinderstimme.

„Est elle morte?"

Als ich nach ein paar Minuten langsam aus meinem Knock-out wieder zu mir komme, blicke ich einem französischen Monsieur mit Schnauzer direkt in die schwarzen Augen. Gefühlt alle Gäste des vornehmen Lokals stehen über mich gebeugt, starren mir besorgt ins Gesicht und reden in verschiedenen Sprachen aufgeregt durcheinander. Schnell rappele ich mich hoch und eile an allen vorbei nach draußen, um frische Luft zu schnappen.

Erst etliche Minuten später und mit hochrotem Kopf traue ich mich, ins Lokal zurückzukehren. Jetzt stehe ich unter der besorgten Beobachtung sämtlicher Touristen. Um ihnen zu zeigen, dass mit mir wieder alles in Ordnung ist, beginne ich, mit riesigem Appetit zu essen. Nur auf die Suppe verzichte ich freiwillig …

Eine regelrechte Herausforderung habe ich Anfang Dezember anlässlich des 80. Geburtstags meines Schwiegerpapas angenommen. Wir fünf, also inklusive unseres Hundes Vento, sind zu einer Feier mit Übernachtung in das noble 4-Sterne-Hotel meines Schwagers Konstantin gereist.

Unter normalen Umständen hätte ich mich riesig darüber gefreut und diesen Trip als Kurzurlaub angesehen. Doch nach so vielen Monaten daheim ohne jegliches Selbstvertrauen, bis auf die Knochen abgemagert und mit einer fürchterlichen Kurzhaarfrisur stellt es eine mächtige Herausforderung dar.

Tagelang überlege ich mir im Vorfeld, ob ich mich so vielen Leuten und deren Blicken schon aussetzen soll oder besser noch nicht. Ich werfe kurzerhand alle Bedenken über Bord und versuche, mich wenigstens etwas darauf zu freuen.

Etliche Male ziehe ich mir am besagten Abend unterschiedliche elegante Kleidungsstücke über, mal einen Rock, mal eine Hose, doch nur, um sie nach einem kurzen Blick in den Spiegel schnell wieder abzustreifen. Ich bin eindeutig zu abgemagert oder sehe regelrecht ausgemergelt darin aus.

Unsicher style ich meine mir ungewohnten Haare sogar öfter um als Luna ihre wunderschöne Rapunzelmähne. Solange, bis es endgültig Zeit ist, sich unter die anderen Gäste zu mischen.

Der Abend selbst verläuft dann viel angenehmer, als ich es gedacht hatte. Ohne Ausnahme entpuppen sich alle geladenen Gäste als feinfühlig und konfrontieren mich wider Erwarten mit keinerlei unangenehmen Fragen. Das stimmungsvolle Geburtstagsfest mit Live-Band wird für meinen Schwiegerpapa unvergesslich.

Um 23 Uhr krieche ich nach zwei Gläsern schwerem Rotwein todmüde, erschöpft, aber glücklich und erleichtert in die Federn. Nur die Schleimhäute machen mir gehörig zu schaffen …

Am nächsten Vormittag und nach einem exquisiten Fruhstück freuen wir uns trotz unseres Katers über die wunderschönen, dicken Schneeflocken aus dem verhangenen Winterhimmel. Begeistert unternehmen wir vier mit Vento, der die weiße Pracht von oben sogleich übermütig jagt, vor der Heimfahrt noch einen kurzen Spaziergang durch den kleinen, verschneiten Fremdenverkehrsort.

Ein wundervolles Wintermärchen, das mich ablenkt, aber viel zu schnell vorbei ist …

Der Dezember ist an sich schon ein recht düsterer Monat. Einer, den ich als Erwachsene immer nur dann liebe, wenn tatsächlich Schnee fällt und wir mit weißen Weihnachten belohnt werden. Doch auch in diesem Jahr warten wir vergeblich darauf.

Seit meine Mama nicht mehr unter uns weilt, ist das Fest der Liebe für mich nicht mehr das, was es früher einmal war. Wehmütig erinnere ich mich an vergangene und glücklichere Festtagszeiten zurück.

Denn Mama schaffte es, die gesamte Großfamilie friedlich unterm Christbaum zu versammeln, um uns mit ihrer grenzenlosen Liebe und Güte zu verwöhnen.

Luna und Ben freuen sich jedoch trotz ihres Teenageralters wie jedes Jahr auf das für sie einzigartige

Familienfest mit all seinen Ritualen. Der gemeinsame Christbaumkauf und das Schmücken der Tanne am Christtag stehen ebenso an wie das traditionelle Zusammentreffen der ganzen Großfamilie bei meinem Papa. Genau so, wie ich es erwartet und insgeheim erhofft habe.

Auch in diesem Jahr ziehen wir das gesamte Programm problemlos durch, obwohl es mich Überwindung kostet. Glücklicherweise geht diese besinnliche, heilige Zeit mit Anstand und Würde und ohne größere Zwischenfälle vorüber …

Mark hat nach der Geburtstagsfeier seines Vaters erkannt, dass uns als Familie eine kleine Auszeit guttun würde, um noch etwas mehr Abstand vom öden Alltag zu gewinnen.

Kurzerhand bucht er unmittelbar nach einem unspektakulären, vorsatzlosen Silvester einen dreitägigen Last-Minute-Skiurlaub. Luna erklärt sich freiwillig und wenig überraschend dazu bereit, derweil mit Freund und Freundinnen Hund und Haus zu hüten.

Es geht in ein schickes Ski-Wellnesshotel in einem bekannten Tiroler Fremdenverkehrsort. Das

`Ski´ ist ausschließlich für meine beiden Männer relevant, während ich mich auf das `Wellness´ konzentriere.

Während Mark und Ben tagsüber die wunderschönen, frisch verschneiten Pisten hinunter carven, verbringe ich die meiste Zeit mit anderen Hotelgästen zusammen im Wellnessbereich. Ich bemerke, wie sie meine Narben an beiden Seiten des Halses und die eigenwillige Kurzhaarfrisur mustern.

Verunsichert suche ich mir schnell ein stilles Plätzchen in einer einsamen Ecke des Ruheraumes. Möglichst rasch verschwinde ich hinter einer der herumliegenden Klatschzeitungen …

Am nächsten männerfreien Nachmittag gehe ich die zehn Minuten zu Fuß in das winzige Dorfzentrum des pittoresken Touristenörtchens und besuche die unverhältnismäßig große prächtige Barockkirche. Es zieht mich förmlich in das heilige Haus.

Ehrfürchtig bleibe ich betend vor dem prunkvollen Altar und der links davon befindlichen Muttergottes stehen. Da gesellt sich eine uralte buckelige Einheimische zu mir. Flink zündet sie eine kleine Kerze an, steckt sie zu den anderen Lebenslichtern und nickt mir freundlich und augenzwinkernd zu.

Der kurze liebevolle Blick dieser weißhaarigen, runzeligen Alten dringt auf seltsame Weise bis in mein Herz vor. Ihre gütigen Augen schauen mich sanft, wohlwollend und wissend zugleich an.

Ich bin regelrecht perplex, fast hypnotisiert. Noch bevor ich reagieren kann, bewegt sich die Frau hastigen Schrittes in Richtung Ausgang.

Über jene Begegnung grüble ich bis heute. Von diesem Augenblick an kann ich meinen Kurzurlaub besser genießen. Ich fühle mich nach dem merkwürdigen Treffen wesentlich befreiter und energiegeladener als je zuvor …

Am dritten Tag unseres Aufenthalts ist das Wetter so prächtig, dass ich sogar beschließe, allein mit der Gondel bis ins Skigebiet hinaufzufahren. Auf Anraten von Ben und Mark will ich mich in einem der hergerichteten Liegestühle niederlassen und sonnen, was im Winter besonders angenehm ist.

Was jetzt noch so entspannend und erholsam klingt, stellt für mich in Wahrheit einen enormen Kraftakt dar, den ich zunächst komplett unterschätzt habe. Ich schaffe die vielen Treppenstufen bis zur Bahn nur unter größter Anstrengung und mit eisernem Willen.

„Hey, Platz da“, schreit mich ein ungeduldiger Skitourist, der es besonders eilig zu haben scheint, wütend an. In der Mitte des Weges wird mir kurz schwindelig. Ich muss mich mehrmals am Eisengeländer festhalten, um nicht umzukippen.

Doch schließlich schaffe ich es in der Tat bis hinauf zur Bergstation, vor allen Dingen ganz allein. Nicht ohne Stolz lasse ich mich erleichtert in einen der komfortablen Loungesessel fallen. Ich schließe die Augen, genieße die warmen Strahlen und beginne zu träumen …

Es ist Januar 2003. Während unsere einjährige Luna in der Obhut meiner Mama bleibt, vergnügen Mark, Papa und ich uns beim Skifahren in einem der nahegelegenen Skigebiete. Vorausgesagt für heute ist ein traumhaft schöner Wintertag mit Sonne pur. Stattdessen hängen jedoch noch immer dichte, zähe Wolken und unangenehme Nebelschwaden am Berghimmel.

Mark hat sich aufgrund des herrlichen Tiefschnees heute für sein Snowboard entschieden, um auch abseits der Piste ein paar Schwünge in den jungfräulichen Pulverschnee zu ziehen. Er unternimmt allein eine kurze Gratwanderung zu Fuß, um dann den phänomenalen, unberührten Tiefschneehang hinunterzugleiten. Papa und ich hingegen wollen auf der gesicherten Piste weiterfahren.

Wie so oft trage ich weder Brille noch Helm, was damals auch noch nicht allgemein üblich war. Die Sicht sollte heute ja eigentlich bestens sein. Kurz nachdem wir aus dem modernen Sessellift ausgestiegen sind, ist mein Papa auch schon im Nu aus meinem Gesichtsfeld verschwunden. Kein Wunder bei dem grauenhaften Wetter.

Ich werfe mich voll ins Zeug, um ihn bald einzuholen und biege rechts ab, in der vollen Überzeugung, da wäre vorhin eine scharfe Rechtskurve gewesen. Meine Skier schanzen mit mir einige Meter den steilen, steinigen Berg hinunter.

Bei meiner unsanften Landung überkreuzen sie sich und ich falle direkt auf den Hinterkopf. Zu meinem Glück in den Tiefschnee und nicht auf einen der zahlreich herausragenden Steine. Meine Sinne schwinden langsam, doch ich kann mich ganz genau erinnern, was ich dachte: So, der Vorhang fällt. Das war's dann also …

Als ich nach ein paar Minuten wieder zu mir komme, ist der knallgelbe Helikopter bereits im Landeanflug. Mark und mein Vater beugen sich mit besorgten Mienen über mich. Ich verstehe langsam, was los ist.

„Ich brauche keinen Hubschrauber, mir geht's richtig gut", versichere ich dem Notfallteam vehement, das mich bereits warm eingepackt und auf meinen Flug vorbereitet hat. Doch die scheinen mir nicht recht zu glauben.

„Oh Gott, die ist ja komplett durch den Wind", murmelt ein Bergretter. „Bei einer Ohnmacht geht es immer ins Krankenhaus zur Überwachung und zur eigenen Sicherheit."

Viel später wird Mark mir erzählen, dass er seinen Schwiegervater aufgrund seines imposanten hellblauen Prinz-Charles-Overalls aus der Ferne erkannt und dabei beobachtet hat, wie der verzweifelt und wild mit seinen Armen in der Luft ruderte. Er gab lauter komische Zeichen, worauf Mark sich entschloss, sofort zu uns zurückzukehren.

So komme ich unfreiwillig und spontan zu meinem ersten Helikopterflug. Es ist wunderschön, denke ich mir hoch in der Luft. Ich genieße diesen Flug und die atemberaubende Aussicht.

Die Wolken haben sich inzwischen gelichtet und die Sonne blinzelt zwischen den leichten Nebelschwaden. Ihre wunderbaren Strahlen glänzen scheinbar nur für mich in dieser eisigen Winterluft.

Im Spital liege ich Minuten später mit einer um einige Jahre älteren, sympathischen deutschen Frau im selben Zimmer. Sie spricht telefonisch mehrmals am Tag im Flüsterton mit ihrem Mann in Deutschland. Meist seufzt und weint sie während der Telefonate. Ohne absichtlich zu lauschen, verstehe ich Brocken.

„Nein, sie weiß immer noch nicht, dass Ella tot ist … Ja, eingeklemmt, direkt hinter mir … nicht angeschnallt im Kleinbus …“

Es ist nicht schwer, eins und eins zusammenzuzählen. Bei der Fahrt ins Skigebiet hörten wir im Radio, dass ein neunjähriges Mädchen bei einem schrecklichen Autobahnunfall ganz in der Nähe ums Leben gekommen war. Es handelte sich also um eine Insassin des verhängnisvollen Unfallfahrzeugs. Das Leben ist so ungerecht und gemein, denke ich insgeheim wütend.

Meine Mama zu Hause wird später auch nicht geschont, obwohl ich meinem Papa eingeschärft habe, lieber etwas zu untertreiben.

„Es ist nicht sooo schlimm, Helene, aber Anna ist sofort mit dem Hubschrauber ins Spital geflogen worden. Sie war mehrere Minuten lang ohnmächtig und musste selbstverständlich stationär im Spital bleiben“, wurde sie zwar wahrheitsgemäß, jedoch äußerst unsensibel informiert. Typisch Männer eben …

Februar 2020

Es ist bereits Februar und seit Wochen sitzt die Frage nach der beruflichen Zukunft in meinem Hinterkopf. Bis jetzt konnte ich sie noch erfolgreich verscheuchen oder wenigstens verdrängen. Es ist einfach noch zu früh dafür.

Ich soll mir unbedingt die Zeit nehmen, um all das Erlebte zu verarbeiten, lautet der Rat des Psycho-Profis. Was sind schon ein paar Monate in einem ganzen Leben? Automatisch schleichen sich jedoch immer wieder Bedenken ein.

„Wie könnte so ein Instrumentalunterricht ohne Geige überhaupt aussehen?", frage ich mich verzweifelt.

Zweiundzwanzig Jahre habe ich mit meiner Violine im Anschlag unterrichtet, den Schülern jede Phrase nach meinen musikalischen Vorstellungen vorgespielt. Die Geige war wie mein verlängerter Arm.

Mir wird schlagartig klar, dass ich mein Unterrichtskonzept von Grund auf ändern muss. Doch würde mir diese abstrakte theoretische Art noch in irgendeiner Weise Freude bereiten, so wie bisher?

Ich bespreche dieses Problem mit Johanna, die meine Bedenken sofort zerstreut.

„Meine liebe Anna. Es ist egal, ob mit oder ohne Instrument. Dein Unterricht wird immer ein engagierter sein. Und wenn du ehrlich zu dir selbst bist, weißt du das auch ganz genau."

Vielleicht hat sie recht. Und überhaupt wird es wieder funktionieren müssen. Ich werde dann einfach funktionieren müssen…

Meine Schwägerin hat nach einigen Überredungskünsten schließlich erreicht, dass ich mich auf ein spannendes, herausforderndes Experiment einlasse.

„Morgen gehe ich mit Melanie zum Yoga", verkünde ich stolz am Frühstückstisch. Das kommt offensichtlich für alle völlig überraschend. Drei Augenpaare blicken mich eine Sekunde lang erstaunt und ungläubig an, bevor sie sich verschwörerisch zuzwinkern.

„OOOOOOOOhhhhmmmmmmm …", höre ich es dann dreistimmig.

„Mann, ihr seid soooo blöd", antworte ich verärgert. Sofort prustet und kreischt Luna los.

„Nee, Mum, jetzt aber nicht dein Ernst, oder?"

„Na, das ist mal eine echte Überraschung, Anna", amüsiert sich auch Mark.

Nur mein kleiner Großer, der generell zum Schwächeren hält, ergreift empathisch Partei für mich.

„Also, ich find's gut, Mama, wenigstens mal was ganz Neues", nimmt er mich in Schutz.

Dankbar nicke ich meinem Jüngsten zu, obwohl ich die anderen zwei verstehen kann. Ich und Yoga, das ist in etwa wie Tag und Nacht, Sonnenschein und Regen. Die ganzen Jahre habe ich mich lustig gemacht, vielleicht auch abfällig geäußert über diese oooohhhmmmm-summenden Frauen jeglichen Alters. Ich habe sie als Möchtegern-Tussen oder langweilige Hausfrauen bezeichnet, auf dem gerade trendigen Selbstfindungstrip im asiatischen Stil.

Nein, das war keinesfalls etwas für mich. Nun staune ich selbst über meinen plötzlichen Sinneswandel und Mut. Na ja, letzten Endes habe ich in den vergangenen Monaten einige Vorurteile über Bord geworfen, gerade was alternative Ansätze angeht und bin bestens damit gefahren.

Doch jetzt, wo es ernst wird, fühle ich mich unwohl in meiner Haut. Ich begebe mich schließlich auf verpöntes und durch und durch unbekanntes Terrain.

Zudem habe ich auch ernsthafte Bedenken. Kann ich in meiner schlechten körperlichen Verfassung überhaupt schon bei solchen Verrenkungsübungen mitmachen? Selbst wenn es sich, laut meiner Schwägerin, um eine nette Frauentruppe handelt?

„Jeder von uns sollte offen dafür sein, neue Dinge auszuprobieren. Erst dann kann man sich ein Bild davon machen. Ich jedenfalls freue mich auf dieses Experiment", trete ich der kleinen Familienrunde trotzig entgegen …

Wie verabredet holt mich Melanie am nächsten Morgen mit ihrem schmucken Familienporsche ab. Wir machen uns gleich auf den Weg nach Rankwald zur wöchentlichen Yoga-Gruppenstunde. Innerlich platze ich fast vor Spannung und Aufregung.

In einem modernen, großzügigen und erwartungsgemäß nach ätherischen Ölen riechenden Raum werden die Frauen unterschiedlichen Typs um die fünfzig mit einem freundlichen Namasté von der gut gelaunten, etwa zehn Jahre jüngeren Yogalehrerin begrüßt.

Jede greift sich rasch eine Schaumstoffmatte und sucht sich einen `sympathischen eigenen Platz´ aus.

Als Erstes erfolgt zum Aufwärmen eine angenehme Körperreise auf der Suche nach Shanti, dem inneren Frieden. Diese Übung tut mir gut und lässt mich auf der Schaumstoffmatte richtig entspannen.

Toll, ja, so kann es weitergehen. Das schaffe ich, denke ich in hoffnungsvoller und naiver Vorfreude. Doch dann geht es richtig los. Alle Kursteilnehmerinnen scheinen sämtliche Übungen bereits zu kennen. Speziell diese immer wiederkehrende Kobra. Alle, außer mir natürlich …

Verstohlen beobachte ich, wie sich die anderen Yoga-Schülerinnen bei diesem Kommando in den Vierfüßlerstand begeben. Ich versuche, es ihnen gleichzutun.

Die nun folgenden, minutenlangen Wiederholungen der anstrengenden Übung überschreiten jedoch eindeutig meine momentane Grenze. Mehrmals muss ich unterbrechen und verschnaufen.

Auch bei den weiteren Kommandos, in der Yogasprache Sanskrit, schaue ich mir etwas überfordert und hilflos die Körperstellungen bei den anderen ab.

Abermals muss ich jeweils nach einigen Minuten wegen totaler Erschöpfung pausieren. Wieder als Einzige, war ja klar. Trotzdem lobt mich die sympathische Trainerin mehrmals.

„Fürs erste Mal gar nicht schlecht, Anna. Weiter so."

Die eineinhalb Stunden fühlen sich dennoch an wie eine kleine Ewigkeit. Mein persönlicher Höhepunkt folgt zum Schluss, als jede Teilnehmerin zur finalen Entspannung mit einer Kopfmassage belohnt wird. Ich schwöre mir, mich nie wieder über Yoga, das körperlich und geistig wirklich fordernd und anstrengend ist, spöttisch zu äußern. Im Gegenteil, ich empfinde jetzt Respekt und Anerkennung für all die trainierten und motivierten Frauen weltweit, die sich mit Yoga fit halten.

„Und Anna, hat's Spaß gemacht?", fragt mich meine Schwägerin nach der Einheit neugierig.

„Ja, hat es", antworte ich wahrheitsgemäß. „Ich war aber schon ein bisschen überfordert", untertreibe ich in diesem Fall maßlos.

Tatsächlich könnte ich mir vorstellen, einen Yoga-Kurs zu buchen. Allerdings einen für blutige Anfänger und allerfrühestens im nächsten Kalenderjahr …

Vor einer meiner nächsten psychologischen Therapiestunden lese ich im Wartezimmer in einer Fachzeitschrift einen interessanten Artikel. Darin steht, dass gemäß einer neuen Studie knapp die Hälfte aller Frauen über vierzig mindestens einmal in ihrem Leben eine oder gar mehrere kurze depressive Phasen erleben. Die Dunkelziffer liege vermutlich noch höher. Bei Männern seien ebenfalls circa dreißig Prozent ein oder mehrmals davon betroffen.

Na, die Dunkelziffer kann ich mir lebhaft vorstellen bei all den tollen Hechten und starken Mackern jenseits der vierzig, denke ich amüsiert.

Ich gehöre also zur Mehrheit, liege im Prinzip in der Norm. Oder besser gesagt, psychisch angeschlagen ist annähernd das neue Normal. Verblüffend, wer hätte das gedacht?

Aber wo sind denn diese vierzig Prozent Irren in meinem Alltag? In meinem Bekanntenkreis sehe ich nur gut funktionierende, physisch und psychisch starke Frauen, die Beruf und Familie scheinbar locker unter einen Hut bringen. Genau so wie ich früher …

Alle scheinen das heute verlangte Multitasking einfach wegzustecken. Klar, der junge Mann neben mir ist natürlich auch plemplem, sonst würde er ja nicht hier sitzen und ebenso wie ich auf den

Seelenklempner warten. Doch wo sind bloß all die anderen?

Im Stillen nehme ich mir vor, beim Einkaufen nächstes Mal genauer hinzusehen. Die Vorstellung, dass meschugge das neue Normal ist, gefällt mir zugegebenermaßen. Sehr sogar …

Schon vor Weihnachten habe ich damit begonnen, Einkäufe wieder selbst zu tätigen, jedoch nur in Geschäften, in denen ich voraussichtlich niemand Bekanntem begegnen werde. Penibel meide ich Märkte in der Nähe und benötige lieber die doppelte Zeit, als dass ich mit meinen kurzen Haaren und meinem ausgemergelten Körper jemandem Rede und Antwort stehen muss.

Jeder Gang zum Lebensmittelmarkt bedeutet zudem eine große körperliche Anstrengung, weil ich zwei bis drei volle Taschen für die hungrigen Mäuler zu Hause zu bewältigen habe.

Schließlich muss ich eine gefräßige Familie mit zwei sich noch in der Entwicklung befindenden Teenagern versorgen, die ihr tägliches Fußballtraining mit möglichst gesunden Nahrungsmitteln kompensieren sollten. Kein Wunder, dass ich dabei jedes Mal gehörig ins Schwitzen komme.

Ich versuche, meinen Einkauf immer morgens oder gleich nach dem Mittagessen zu erledigen, da sich meine Schleimhautbeschwerden am späteren Nachmittag um ein Vielfaches verstärken.

Von Tag zu Tag wachsen, nicht zuletzt wegen der obigen Beschwerlichkeiten, auch meine Komplexe, sodass ich mich außer zu diesen Horroreinkäufen kaum mehr hinaus traue.

Sogar unsere direkten Nachbarn grüße ich vor lauter Unsicherheit und argen Selbstzweifeln bald nur noch ungern. Und das, obwohl ich von meinen Freunden generell als eine freundliche, friedliebende und gesellige Person bezeichnet werde. Schande …

Anfang März 2020

„So, die Haarverlängerung mit hundertfünfzig Echthaarsträhnen macht dann genau 1.050 Euro", flötet meine Friseurin nach getaner Arbeit recht freundlich. Ich muss schlucken.

„Ich hoffe, du bist zufrieden mit deinem neuen Aussehen, liebe Anna."

„Ja, klar. Super, sehr schön, danke", antworte ich schnell. In Wahrheit bin ich völlig überrumpelt.

Was, über 1.000 Euro? Für falsche Haare? Fünf Stunden habe ich dafür geduldig auf meinem Hairstylisten-Stuhl ausgeharrt. Solange, bis jede einzelne Haarsträhne mit Laser angeklebt war. Und das, obwohl ich immer unruhiger wurde und meine Schleimhäute mir wehtaten.

Im Vorfeld habe ich diesem Friseurtermin entgegengefiebert und mich wahnsinnig auf den Tag gefreut. Im Salon der sympathischen Haarartistin konnte ich schon nach einer Stunde deutlich realisieren, dass sich die Investition rentiert. Gott sei Dank. Obwohl sich die Ausgaben für mein neues – altes – Äußeres zum Schluss auf ein kleines Vermögen belaufen.

Viele meiner Bekannten, die mir bei jeder sich bietenden Gelegenheit versichert haben, wie gut die Kurzhaarfrisur aussieht, werden mich in dieser Angelegenheit vielleicht nicht verstehen können. Doch es geht dabei um mehr als nur Haare, egal, ob kurz oder lang.

Es geht darum, mich selbst wieder im Spiegel zu erkennen, wenn ich hineinschaue. Mich, Anna Schönberg, 42 Jahre lang im Besitz einer schönen, ultralangen und glatten Mähne. Endlich schaut mir nun wieder eine Person entgegen, die ich aus der Vergangenheit kenne. Eine, die ihr zumindest schon sehr nahekommt. Eine, mit der ich mich bis zu einem gewissen Grad identifizieren kann. Seit einer gefühlten halben Ewigkeit lächle ich meinem Spiegelbild glücklich entgegen …

Die nächsten Tage geht es mir tatsächlich besser. Mein Selbstbewusstsein hat sich wenigstens verdoppelt, sogar zum Scherze reißen ist mir zumute. In mir macht sich ein leichtes, unbeschwertes Gefühl breit, eines, das ich beinahe schon todgeglaubt wähnte.

Zu Hause bemerke ich sehr wohl die überraschten und erleichterten Blicke von Mark, Luna und Ben, wenn ich bei Tischgesprächen lauthals und befreit über ihre Erzählungen und Sportanekdoten lache. So wie früher …

Doch leider hält dieses angenehme, leichtere Empfinden nicht lange an und ist auch nicht mehr in derselben Intensität wie unmittelbar nach dem Gang zum Friseur. Mir fällt an den ersten Tagen mit langen Haaren vor allem eines auf, wie die Wahrnehmung der Menschen mir gegenüber buchstäblich über Nacht eine andere geworden ist.

Fremde sehen mir jetzt auf den ersten Blick nicht mehr an, dass etwas nicht stimmt. Optisch schaue ich durch die neue Langhaarmähne zweifelsohne gesünder und fitter aus. Das Mitleid ist Schnee von gestern. Gut so …

Doch seltsamerweise behandeln mich auch meine engsten Vertrauten von heute auf morgen anders. Sebst sie erliegen der optischen Täuschung. Sie sehen eine scheinbar über Nacht wundersam Genesene vor sich, mehr oder weniger.

Am Anfang freue ich mich darüber. Kein Mitleid mehr, kaum noch Empathie. Wozu auch? Mein neues, selbstbewussteres Leben kann endgültig starten.

„Hey, Leute, jetzt ist wieder alles okay."

Bereits nach einigen Tagen bemerke ich, dass diese Fassade im realen Leben nicht von heute auf morgen funktioniert. Im Gegenteil, in Wahrheit fühle ich mich immer noch verletzlich, körperlich eingeschränkt durch meine Schleimhäute und den Kloß, der mir die Luft zum Atmen nimmt. Psychisch angeschlagen und eigentlich genauso wie vor-vorgestern.

Natürlich bin ich mir im Klaren darüber, dass man sich bei einem Erkrankten automatisch nach seinem Befinden erkundigt. Doch es gibt zwei Arten zu fragen, die ehrlich interessierte und die eigentlich nicht so genau wissen wollende. Als direkt Betroffene kann man sehr wohl unterscheiden.

„Wie geht's dir denn jetzt? Sicher prima, du schaust wirklich fabelhaft aus. Das freut mich aber", höre ich seit meinem Friseurbesuch jetzt öfter.

„Doch, doch, geht schon. Ich bin ganz zufrieden", ist dann meine rein rhetorische, auf Automatik gestellte Antwort.

„Und wann geht's denn wieder zurück in den Schuldienst?", folgt die nächste, bereits erahnte Frage. Sicher nicht böse gemeint …

Meistens von denen, die mich nicht allzu gut kennen. Doch auch eng Vertraute oder Verwandte, die meine Probleme nicht sehen wollen oder sie einfach nicht nachvollziehen können. Psychische Krankheit? Gibt's nicht wirklich. Das ist alles bloß Einbildung oder gar eine Ausrede.

„Hallo? Ich bin's. Sorry, leider immer noch außer Betrieb. Meschugge eben. Ganz genau wie letzte Woche. Ich funktioniere nicht wie eine Maschine auf Knopfdruck, sondern bin aus Fleisch und Blut und brauche Zeit", möchte ich am liebsten schreien.

Warum werden seelische Beschwerden, also psychische Erkrankungen, in unserer doch so toleranten Gesellschaft nach wie vor nicht in demselben Ausmaß ernst genommen wie körperliche? Ich gebe mir gleich selbst die Antwort: Weil es auch im 21. Jahrhundert immer noch peinlich ist, eben nicht gesellschaftsfähig …

Ich habe anfangs ja genauso reagiert, das muss ich zu meiner Schande gestehen. Mein anerzogenes Pflichtgefühl und ein schlechtes Gewissen als Nichtstuerin, als Nicht-mehr-Funktionierende melden sich fatalerweise recht häufig.

Bei uns im westlichen Teil der Erde definieren sich die Menschen zumeist über Erfolg im Job und über die eigene Leistungsfähigkeit. So wie ich selbst es gewohnt bin, oder besser gesagt, war. Bis zu meinem Knock-out.

Durch das Schicksal bin ich gezwungen worden, mich umzuorientieren. Oder wie man so schön sagt, mich neu zu finden und zu erfinden. Doch das ist gar nicht so einfach und Zweifel machen sich immer wieder breit.

Sollte ich nicht doch schon probieren zu unterrichten? Wäre es nicht irgendwie meine verdammte Pflicht?

Ich möchte keinesfalls auf der faulen Haut liegen oder gar unseren Sozialstaat ausnutzen. Doch mir ist auch klar, dass ich dringend mehr Zeit benötige, um meine Ängste und Traumata halbwegs in den Griff zu bekommen. Mein inneres Teufelchen verfolgt mich jedoch bis in meine Träume …

Mark bringt mich an jenem Punkt der Ratlosigkeit und des gelegentlichen Zorns wieder auf den Boden der Realität zurück. Er gibt mir zu bedenken, dass dieses Nichtverstehen vonseiten gewisser Mitmenschen nichts ist, um was ich mich kümmern müsste.

„Dieses Problem gehört schlicht und einfach nicht dir, Schatz. Überleg mal. Es gehört denjenigen, die mit dem Wort Seele nichts anfangen können. Es sollte deshalb auch nicht dich belasten."

Aufgrund Marks beruhigender Worte gebe ich nicht auf und rede mir selbst weiterhin gut zu.

„Es wendet sich alles wieder zum Guten. Meine Kurve wird in kürzester Zeit wieder steil nach oben zeigen. Ganz so wie früher."

Doch auch das sollte ein Irrtum sein …

Corona

Erste Meldungen eines neuen, sogenannten Covid-19-Virus gehen um die Welt. Wir sehen utopische Bilder von Menschen mit Masken, hören Berichte von zahlreichen Todesopfern. Wo noch mal? In China?

Also am anderen Ende der Welt, wie üblich, irgendwo weit, weit weg. So wie beispielsweise damals dieses schreckliche, längst vergessene Erdbeben auf Haiti im Jahr 2010, von dem sich das Land bis heute nicht erholt hat.

Nicht, dass ich es vorausgesagt hätte, aber ganz kurz schießt mir ein Gedanke durch den Kopf. Das Unheil ist schneller da, als du schauen kannst. Allerdings war das wohl eher auf mein eigenes bezogen.

Wir hier im privilegierten, reichen Europa bleiben von Seuchen, Hungersnöten, Erdbeben, Krieg und anderen humanitären Katastrophen ja generell verschont. Trotz der raschen Globalisierung können und werden sie uns nicht treffen. Wie immer …

Doch dieses eine Mal täuschen wir uns. Wir alle und ohne Ausnahme.

Es ist Mitte März 2020. Unser junger Regierungschef tritt mit einem von Experten ausgeklügelten Plan selbstbewusst vor die Presse. Mit ernster Miene informiert er uns Landsleute über die neuesten Regeln und Erlasse aufgrund der Corona-Krise, die sonst außer Kontrolle zu geraten drohe. Tausende Tote, nicht irgendwo, sondern tatsächlich hier bei uns, mitten in Europa.

Vor einem Jahr hätte man aufgrund der unfassbaren Ereignisse noch an einen unrealistischen Science-Fiction-Film gedacht. Die beschlossenen Maßnahmen betreffen nicht nur einzelne, sondern jeden von uns. Wir sitzen zum ersten Mal seit vielen Jahrzehnten buchstäblich alle im gleichen Boot. Arm und Reich, Asien und Europa, Afrika und Australien.

Aus Furcht vor einer weiteren Ausbreitung von Covid-19 werden bald in ganz Europa die Geschäfte und Firmen für eine befristete, unbekannte Zeit zugesperrt. Ein totaler Lockdown.

Unser Land geht stets mit gutem Beispiel voran. Wir haben eine Mund-Nasen-Maskenpflicht beim

Lebensmitteleinkauf. Schulen werden vorübergehend geschlossen und allen Einwohnern ist es bis auf Weiteres verboten, sich mit Menschen außerhalb des eigenen Haushalts zu treffen. Es ist praktisch ein Eingesperrtsein im eigenen Zuhause. Ich kenne das ja schon länger …

Trotzdem gibt es auch etwas Gutes daran. Wir alle sehen uns für unbestimmte Zeit gezwungen, zumindest einen Gang zurückzuschalten. Wir alle haben jetzt die Möglichkeit, die allgemeine westliche Hektik mit mehr Ruhe zu kompensieren. Endlich ohne Druck zu agieren, endlich die Gedanken in neue Gefilde schweifen zu lassen. Und uns endlich auf das Wesentliche, das bewusste Leben, Erleben und Wahrnehmen zu konzentrieren. Zeit für Körper und Seele zu nehmen.

Doch genau diese Freiheit sind wir nicht mehr gewohnt. Wir haben sie vor langer Zeit verlernt und durch den allseits vorherrschenden Leistungsdruck verkümmern lassen.

Ein ganzes Jahr lang habe ich versucht, mich an eine solche Anti-Hektik zu gewöhnen. Nun muss ich erkennen, es fällt mir immer noch schwer. Ich selbst bin der lebende Beweis dafür, dass sich nach Corona auf lange Sicht und im großen Ganzen nichts ändern wird in dieser Welt.

Egal, wie lange dieser Cut, dieser Einschnitt in unserem Leben letztlich auch dauert. Die meisten von uns werden über kurz oder lang der Einfachheit halber wieder in ihre altbekannte Hektik, in ihre alten Gewohnheiten und Denkweisen verfallen.

Aber wer weiß, vielleicht täusche ich mich auch. Im besten Fall werden viele Menschen in der Zukunft wenigstens gelegentlich bewusster innehalten und einen Gang zurückschalten. Das Leben ist schließlich unberechenbar, im Guten wie im Schlechten.

Natürlich haben die meisten Menschen im Augenblick Angst. Angst vor dem nicht Greifbaren, Angst vor `unbekannt´. Ich verspüre absurderweise keine große Furcht vor der neuen Krankheit, denn ich hatte einen bedrohlicheren Feind in meinem Nacken. Einen lebensbedrohenden. Mein privater Lockdown fand bereits vor einem Jahr statt.

„Sie fahren Ihr eigenes System jetzt physisch und psychisch Schritt für Schritt wieder hoch", gab mir mein Arzt zu verstehen. Da bin ich vermutlich noch mittendrin …

Doch nun sind es plötzlich die anderen, die sich vor etwas mehr ängstigen als ich. Ironie des Schicksals. Das Leben ist schon paradox

Trotzdem kommt dieser unbekannte Virus auch für mich zu einem denkbar ungünstigen Zeitpunkt. Gerade erst habe ich damit begonnen, mich mit viel Überwindung gelegentlich unter Menschen zu mischen und hinaus aus meinem kleinen Kosmos zu wagen. Ich habe wieder gelernt, mich dann und wann auch außerhalb des eigenen Hauses zu bewegen, ohne dabei gleich in Panik zu geraten.

Doch alternativlos bin ich nun mit meinen Kindern und meinem Mann erneut zu Hause eingesperrt. Diesmal sogar, ohne von meinen engeren Bezugspersonen kurze, aber wohltuende Besuche zu erhalten. Ich vermisse unsäglich die regelmäßigen Gespräche mit Johanna, ebenso meine Treffen mit Lea, gelegentlich auch mit Katharina und Magdalena.

Sie alle kennen meine Krankengeschichte bis ins letzte Detail, erteilten mir in der jüngsten Vergangenheit wertvolle Ratschläge oder hörten mir geduldig und verständnisvoll zu. Ausgebremst nennt man das dann wohl …

Immer öfter kommt es in dieser Zeit des Hausarrests zwangsläufig zu familiären Spannungen wie wahrscheinlich bei den meisten Familien mit schulpflichtigen Kindern in dieser Situation. Vor allem unsere beiden Teenager, die mit nur einem einzigen Laptop auskommen müssen, geraten sich recht oft in die Haare.

Zusätzlich bin ich als Mama und Co-Lehrerin vermehrt gefordert, obwohl sich meine Kinder bereits in der Gymnasium-Oberstufe befinden. Gerade während der Corona-Anfangszeit werde ich alle paar Minuten zu einem `Einsatz´ gerufen.

„Mum, ich suche jetzt schon zwanzig Minuten, aber ich kann diesen neuen Arbeitsauftrag in Biologie einfach auf keiner einzigen Plattform finden. Kommst du schnell mal?“

„Wie lade ich diesen verdammten Arbeitsauftrag rauf und schicke ihn an Frau Raumüller weiter?“ So oder so ähnlich schallt es genervt von oben herunter …

Gutmütig, wie ich bin, kämpfe ich mich die paar Stufen bis in den oberen Stock. Doch ich habe keine Ahnung von Computern und verweise gezwungenermaßen meistens auf meinen Göttergatten, der in zwei Stunden zum Essen nach Hause kommen wird. Dieser ist dann alles andere als entspannt, wenn er seine äußerst knapp bemessene Mittagszeit erneut am Computer verbringen darf und sein Essen nebenher in sich hineinschaufeln muss.

Zum Glück ist Ben bezüglich Distance-Learning absolut selbstständig, erledigt alle Arbeitsaufgaben mit links und in erstaunlicher Rekordzeit.

Lebhaft kann ich mir vorstellen, wie stressig das tägliche Lernprogramm in Familien mit jüngeren Schulkindern abläuft. Mit jenen, die noch Hilfe und Anleitung bei den einzelnen Übungen und Arbeitsaufträgen benötigen. Oder solchen, die in kleinen Wohnungen ohne Balkon in der Großstadt auf engstem Raum und mit einem einzigen Arbeitsplatz auskommen müssen. Oder beides.

Und mehr als einmal denke ich an jene armen, schwer kranken Menschen, die ihre schreckliche Therapie nicht wie ich bereits hinter sich haben, sondern genau in dieser horrenden Ausnahmezeit noch mittendrin stecken. Ein fürchterlicher Gedanke, den ich schnell wieder verdränge. Ich rufe mir ins Bewusstsein, wieder einmal bin ich eine der Privilegierten …

Die fast täglichen Streitereien zwischen Luna und Ben machen mir, zu meinem Entsetzen, immer noch um ein Vielfaches mehr zu schaffen als vor der Erkrankung. Ich bin durch die neue Situation ständig überfordert. Diese Erkenntnis stimmt mich traurig.

Früher, in meinem ersten Leben, habe ich solche Kleinigkeiten scheinbar locker weggesteckt.

Mehr als einmal ziehe ich mich deprimiert in mein Schneckenhaus zurück, die Tränendrüsen jeweils bis zum Anschlag gefüllt und versuche, mich innerlich durch Beten, Meditieren und Strömen selbst zu beruhigen. Ich probiere, die Muskeln locker zu lassen und zur Entspannung wieder tief in meine eigene Vergangenheit einzutauchen.

Es ist Frühjahr 2014.

„Wissen Sie, Frau Schönberg, Sie können praktisch nicht in ein Burn-out geraten. Sie sind ein viel zu positiver Mensch dafür. Sie verbreiten auch in einer Krise gute Laune und sind generell eine Frohnatur."

Beruhigt und auch geschmeichelt über die netten und vielversprechenden Worte meiner Hausärztin mache ich mich auf den Heimweg. Doch die Wochen davor empfand ich als weniger lustig.

Fürchterliche Rückenschmerzen befielen mich wie aus dem Nichts und machten mir auch seelisch schwer zu schaffen, vor allem nachts. Sie belasteten mich nach exzessivem Googeln im Internet sogar noch mehr, denn jetzt war ich felsenfest davon überzeugt, an MS oder einer anderen furchtbaren und unheilbaren Krankheit zu leiden.

Deshalb bestand ich auf eine MRT-Untersuchung. Da die massiven Beschwerden selbst nach wochenlangen

Qualen und trotz negativem Befund bis zu diesem Gespräch immer noch nicht nachgelassen hatten, ließ ich mir in meiner Verzweiflung eine Kur in Tirol verschreiben. Aufgrund meines schlechten Gewissens, den Violinschülern gegenüber, legte ich sie zu einem Teil auf die Weihnachtsferien.

Dieser Kuraufenthalt ist meine Rettung. Es gelingt mir jeden Tag besser, mich während der angenehmen Behandlungen und wohltuenden Therapien zu entspannen und fallen zu lassen. Herrlich …

Wieder zu Hause fühle ich mich eine Zeit lang gut erholt und gehe deshalb sofort wieder mit voller Kraft meinen alten Aufgaben nach. Denn trotz mehrfacher Warnung meines Ehemanns und der besten Freundinnen gibt's für mich abermals nur eines: Vollgas geben. Entweder ganz oder gar nicht, mit Herzblut oder nicht, perfekt oder gar nicht, mit vollem Einsatz oder nicht.

Ich unterrichte meine Schüler mit Leidenschaft, spiele Geige in verschiedenen Orchestern und bei unterschiedlichsten Konzerten, kümmere mich gemeinsam mit Mark um Kinder, Hund, Haushalt und Garten, treffe mich abends mit Familie und Freunden liebend gerne zu einem gemütlichen Grillabend oder einem Glas Rotwein auf der Terrasse.

Ich erinnere mich, dass ich zu der Zeit allem und jedem gerecht werden will. Alles zusammengenommen ist es sehr viel, aber auch sehr schön. In meiner Erinnerung sehe ich etliche sommerlich laue Abende unterm hellen Sternenhimmel und mit wildromantischem Feuer in unserer riesigen Schale im Rasen. Alles scheint perfekt zu sein …

Vielleicht hätte ich, im Nachhinein betrachtet, doch rechtzeitig einige Gänge runterschalten sollen. Wenn ich an jene Zeit zurückdenke, sind es zwar meist Erinnerungen an schöne Begebenheiten, allerdings auch an solche, die mich damals stark gefordert und grenzenlos ausgelaugt haben. Aber woher hätte ich wissen sollen, dass das Schicksal noch so einiges für mich bereithalten würde?

Jetzt haben Erholen und Entspannen erneut nicht funktioniert, wie so oft in letzter Zeit. Meine Gedanken verselbstständigen sich zusehends und wandern dann unkontrollierbar ab ins Negative …

Auch Luna ist mit ihren Nerven am Ende, da sie sich im entscheidenden und wichtigen Maturajahr befindet. Durch die plötzlich aufgetretene Pandemie hat sie keine Chance mehr erhalten, ihren überraschenden und einzigen Fünfer in Latein auszubessern.

Wochenlang ist ungewiss, in welcher Form und wann eine Leistungsfeststellung in einem negativen Fach stattfinden kann. Von dieser einen Prüfung hängt die Berechtigung, überhaupt zur diesjährigen Corona-Matura antreten zu dürfen, letztlich ab.

Ich registriere erleichtert, dass meine Tochter diese Zulassung unbedingt erreichen will. Sie übt fleißig, ja fast verbissen, wie sonst nur im Fußball. Die Zeit des intensiven Latein-Paukens fehlt Luna jedoch für ihr gehasstes Mathe, das sie bei dieser speziellen Matura dringend positiv abschließen sollte. Doch ausgerechnet mit dem jungen Mathelehrer steht sie bereits seit längerer Zeit auf Kriegsfuß.

Diese Tatsache belastet sie zusätzlich und lässt sie nachts oft nicht zur Ruhe kommen. Folglich arbeitet und übt sie trotz des ungetrübten, strahlenden Frühlingswetters in beiden Problemfächern unheimlich hart, um nicht auf der Zielgeraden doch noch zu straucheln.

Aufgrund Lunas bisheriger schlechter Erfahrungen in Bezug auf Mathematik-Nachhilfe ackere ich mit ihr etliche, nahezu unlösbare Aufgaben durch. Trotz meiner vermehrten Schleimhautbeschwerden und massiven Kopfschmerzen werden von uns Kapitel um Kapitel mit hunderten Matura-Pool-Rechnungen der vergangenen Jahre abgearbeitet.

„Schatz, du willst doch ausrechnen können, was dir in Zukunft netto von deinem Gehalt übrig bleibt. Oder wenigstens, was dein getätigter Einkauf insgesamt circa ausmacht“, gebe ich zu ihrer Motivation mein Bestes. Dabei fällt mir Ben ein, den ich letzte Woche erwischt habe, wie er 5 × 8 = in seinen riesigen Rechencomputer eingetippt hat. Er, der kluge Kopf, der aufgrund seiner außergewöhnlichen Rechenkünste in der Volksschule ein Jahr hätte überspringen dürfen.

„Ach, Mum, chill doch! Weißt du, niemand in der Schule rechnet so etwas selbst aus. Ich könnte, aber es bringt nix. Ist bei der Matura nämlich nicht gefragt. Wozu gibt's denn diesen da?“ Er zeigt ganz selbstverständlich auf seinen monströsen Taschenrechner.

Ich unterlasse bei Luna deshalb jegliche weitere Überzeugungsarbeit und probiere stattdessen einfach nur, motiviert und motivierend dreinzublicken. Für sie und für mich. Voller Mitleid versorge ich sie zur Entschädigung mit Kuscheleinheiten und Essbarem …

Gerade in den vergangenen Wochen war meine Tochter, zu meiner großen Erleichterung, mir gegenüber wieder zugänglicher und liebevoller gewesen als noch im Winter. Glücklich nahm ich diese überraschende, positive Entwicklung zur Kenntnis.

Mark und ich haben die letzten Monate versucht, ihr die Sorgen und die Unsicherheit in Bezug auf meine Gesundheit so gut es geht zu nehmen. Denn sobald ich mich im unteren Stock räusperte oder gar hüstelte, kam mein nach außen hin so cooles Mädchen panisch von oben heruntergerannt.

„Mama …? Alles in Ordnung?“

Jedes Mal war es Fehlalarm und ich versuchte, sie liebevoll und beruhigend in die Arme zu nehmen.

Doch nun sitzt Lunas Tränendrüse plötzlich ganz vorne. Ihr Blick ist oft glasig, von einem Vorhang verschleiert und tief bedrückt. Ich versuche, mit ihr vernünftig zu kommunizieren und suche das Gespräch. Doch meistens weist sie mich ab …

Es ist nicht verwunderlich, dass ihre Laune unter dem enormen Leistungsdruck von Tag zu Tag miserabler wird und sie mir allzu oft frech begegnet. Sogar dann, wenn ich mich mit ihr über ganz Banales unterhalten will. Es ist verletzend und in keiner Weise zu tolerieren.

Stundenlang sitzt sie meist allein und isoliert in ihrem Zimmer, lernt am Schreibtisch und verbringt ihre Pausen statt an der frischen Luft ausschließlich mit dem Handy oder vor ihrem Fernseher.

Nur in absoluten Ausnahmefällen, wie bei Hunger und Durst, kommt sie noch zu uns ins Wohnzimmer herunter. Am Familienleben nimmt sie so gut wie gar nicht mehr teil. Ich schwanke deshalb ständig zwischen Mitleid und Wut.

„Wie ich meine karge Freizeit verbringe, geht dich nichts an, Mum. Ich bin jetzt volljährig. Du hast mir nichts mehr vorzuschreiben“, gibt sie auf meine Ratschläge rotzfrech und hoch pubertär zurück. „Nichts, rein gar nichts, verstehst du!“, fügt sie noch mit Nachdruck hinzu.

Die Tränen rinnen mir daraufhin unkontrolliert die Wangen hinunter. Ich bin komplett außerstande, mich wie früher auf ein längeres Geplänkel mit Luna einzulassen. Tieftraurig verlasse ich hilflos den Raum.

Genau in diesem Augenblick taucht auf meinem Handy wie ein Rettungsanker die tägliche, aufmunternde WhatsApp-Nachricht meiner Freundin Sonja auf.

„Der Sinn des Lebens ist, glücklich zu sein. Dalai Lama“, lese ich. Das sagt sich so einfach und ist in

Wahrheit doch so schwer. Dennoch fühle ich mich auf eine gute Art und Weise verstanden und getröstet …

Ende März 2020

Nach einem schweren Jahr ist es Zeit, eine Art Bestandsaufnahme zu machen, ein Resümee zu ziehen.

Immer wieder lerne ich Menschen kennen, die Schlimmes durchmachen mussten. Solche, die ihr Schicksal im Gegensatz zu mir einfach annehmen konnten, ohne dabei tiefgreifende Ängste und Zweifel zu entwickeln. Ich bewundere deren Stärke, akzeptiere inzwischen aber auch die Reaktion meiner eigenen Psyche, meiner Seele.

Einiges hat sich in den letzten Wochen und Monaten eindeutig verbessert, anderes hat sich einfach nur verändert. Die Schreckensbilder in meinem Kopf und die damit verbundenen Panikattacken sind zum Glück Geschichte. Nicht zuletzt dank der geradlinigen und konsequenten Strategie, mein Gehirn täglich mit denselben lebensbejahenden Sprüchen und Leitgedanken zu konfrontieren. Ich versuche, das Unterbewusstsein zu manipulieren und es bewusst in eine positive Richtung zu lenken.

„Mir geht es gut, alles läuft bestens. Ich fühle mich voller Energie und Kraft", sage ich mir mehrmals am Tag.

Es hilft zu einem gewissen Grad und das spüre ich bereits nach kurzer Zeit. Trotzdem ist meine Seele immer noch verwundet, bin ich doch mehrmals am Tag traurig und angsterfüllt, wenn auch auf eine melancholischere Art als früher. Alles ist jetzt weiter hinten in meinem Kopf.

Mir fehlt es nach wie vor an Selbstvertrauen und Selbstbewusstsein. Ich beginne sofort zu schwitzen, wenn mir jemand fest in die Augen schaut und ich kann solchen Blicken nach wie vor nicht standhalten. Das Telefonieren empfinde ich als eine besondere Anstrengung, was für gesunde Menschen nur bedingt nachvollziehbar ist.

„Hallo Soundso. Es tut mir außerordentlich leid, aber ich bin mental heute leider zu erschöpft, um mit dir zu sprechen", müsste ich wahrheitsgemäß antworten. Na ja, das hätte ich früher auch nicht verstanden, sondern es als eine schlechte Ausrede angesehen. Erschöpft – wovon eigentlich? Keine Ahnung. Phasenweise bin ich gefangen in der Unfähigkeit zu irgendeiner aktiven Handlung …

Doch noch etwas anderes lastet schwer auf meiner Seele. Nach wie vor bin ich blockiert und außerstande, meinen verlängerten Arm, also meine Geige, in die Hand zu nehmen oder gar zum Klingen zu bringen. Und im Moment gibt es noch keine Antwort darauf, ob mir das überhaupt jemals wieder gelingen wird.

Trotz allem, meine körperliche Verfassung hat sich im Vergleich zum letzten Jahr zweifellos um einiges verbessert. Ich gehe in guten Phasen wieder regelmäßig einkaufen, mache die Wäsche und koche. Ich erledige also das Gros des Haushalts und bewältige inzwischen sogar längere Spaziergänge mit Vento. Alles Dinge, die vor ein paar Monaten noch absolut undenkbar waren. Das ist beruhigend, wenngleich ich von einer richtigen Bergtour mit Gipfelerklimmung noch weit entfernt bin …

Immer noch vergeht kein einziger Tag ohne unerklärliche Erschöpfung und Schleimhautbeschwerden. Der Grad meiner Schmerzen variiert dabei stark und ist unvorhersehbar.

An guten Tagen unternehme ich des Öfteren den Versuch, meine Tagesdosis an Psychopharmaka im Alleingang zu reduzieren. Das endet meistens in einem Desaster, in einer Beinahe-Panikattacke. Und gelegentlich passiert das sogar trotz der

Medikamente, nämlich dann, wenn mich kleinste Kleinigkeiten komplett aus der Bahn werfen. Oder etwa, weil ich die halbe Nacht nicht schlafen kann und mir über allerlei Nonsens und Banalitäten den Kopf zerbreche. Ich weiß, dass ich generell zu viele Nerven für Alltägliches brauche, eindeutig mehr als früher.

„Du denkst wieder zu viel. Hör auf, dir ständig um alles und jeden Sorgen zu machen. Anna, versteh doch endlich, du kannst diese Welt nicht im Alleingang retten, auch wenn du es andauernd versuchst“, mahnt mich Mark dann völlig zurecht. Doch er kennt mich nach so vielen Jahren in- und auswendig. Ihm ist sonnenklar, dass er wie so oft gegen die Wand predigt.

Ich versuche daraufhin, weniger zu denken, überhaupt weniger nachzudenken. Das ist gar nicht so leicht. Es machte mich doch zu einem großen Teil aus, mich, Anna Schönberg.

In der Zwischenzeit bin ich mir aber des Problems und dieser Schwäche bewusst. Jetzt sogar mehr denn je …

In der Theorie weiß ich so einiges über das Warum meines derzeitigen psychischen Zustands. Doch noch habe ich keinen Schalter gefunden, den ich betätigen könnte. Keinen, außer vielleicht der Zeit.

Instinktiv glaube ich unermüdlich daran, dass der Weg stimmt, den ich gehe.

Nur dauert er wesentlich länger als erwartet und als von mir erhofft …

Anfang April 2020

Ich beobachte meine beiden Lieblinge Luna und Ben stets mit Argusaugen. Einerseits mit einem lachenden, andererseits auch mit einem weinenden Auge.

Sie hätten es wahrlich verdient, wie die meisten Kinder und Jugendlichen und so wie ich selbst in ihrem Alter, noch einige Jahre in Unbeschwertheit und Leichtigkeit zu verbringen. Ohne diesen Kummer um meine Gesundheit, die schwer auf ihren jugendlichen Schultern lastet. Andererseits haben sie dadurch früh gelernt, dass es sich zu kämpfen lohnt. Ich bin mächtig stolz auf meine Lieben.

Stolz, wie sehr wir in dem so schwierigen Jahr zusammengehalten haben, stolz, wie jeder seinen eigenen Weg gefunden hat.

Liebevoll betrachte ich meine Familie am Mittagstisch. Müde und fahl im Gesicht schaut jeder einzelne aus. Wen wundert's …

Obwohl, müde trifft es genau genommen nicht ganz. Ich studiere Marks Seitenansicht eingehender und stelle ernüchtert fest, erschöpft bis zum Anschlag ist das passendere Wort. Erschöpft von der monatelangen Sorge und Ungewissheit. Ausgelaugt durch das Mehr an Arbeit, welche alle zu verrichten hatten.

Im Spiegel sieht mir ebenfalls eine ausgemergelte, abgekämpfte Frau mittleren Alters mit einigen tiefen Sorgenfalten und leeren, fast toten Augen entgegen. Das vergangene Jahr hat also unweigerlich seinen Tribut gefordert und seine Spuren in jedem von uns hinterlassen …

Seit den Ausgangsbeschränkungen wegen Corona vermisse ich die banalen Alltagsdinge mehr denn je. Das beruhigende Ploppen der Tennisbälle von den benachbarten Plätzen oder die kurzen Abendrunden mit Vento. Es fehlen die Fußballspiele der Kinder mit ihrem Lachen auf den hinteren, an die Streuwiese angrenzenden Trainingsplätzen.

Nur gut, dass ich in diesen Corona-Zeiten als Lehrerin in einem gesicherten Job arbeiten kann. Wahrscheinlich bis in alle Ewigkeit, was ich von meinen Freunden oft zu hören bekomme. Ja, es stimmt und es ist perfekt. Die Situation für meine freischaffenden Musikerkollegen sieht da schon wesentlich trüber aus …

Wie üblich, treffen die markanten Subventionskürzungen und verheerenden Absagen von Konzerten und Aufführungen die Kulturschaffenden und Künstler an vorderster Front. Sicher steht es mir auch nicht zu, über meine eigene Lage oder die Beschwerden im Moment übermäßig zu jammern. Das wochenlange sonnige und angenehm warme Wetter tut gerade das Seinige dazu, dass ich mich im Aufwärtstrend wähne.

Obwohl diese Ausnahme-Periode mit ihren weitreichenden, aber wohl berechtigten Maßnahmen für uns alle nicht einfach zu ertragen ist, wird mir die andauernde Berichterstattung über dieses eine Thema manchmal schon zu viel.

Gelegentlich verspüre ich eine Art von Weltschmerz, eine Sehnsucht, die ich in der Vergangenheit durch das Produzieren eines intensiven Klanges in meinem Geigenspiel auszudrücken suchte. Die ungeheure Klangschönheit der Violine, erreichbar durch eine enorme Intensität beim Spielen, half mir stets, Gefühle oder Probleme auf meine eigene Weise zu verarbeiten.

Auch als Violin-Assistentin am Mozarteum in Innsbruck erwartete ich diesen extrovertierten Ausdruck im Spiel von den Studenten. Zwangsläufig konnte das jedoch nicht jeder gleich gut umsetzen.

Sachlichen, nüchternen und introvertierten Menschen fällt es mit Sicherheit schwer, dies überhaupt nachzuvollziehen. Mir half diese exzessive Klangfülle zeitlebens bei der Bewältigung der eigenen Gefühlswelt. Ohne meine Violine fehlt mir heute jedoch genau dieses Ventil.

Um abzuschalten und die eigene Furcht vor einem Krankheitsrückfall, einem Rezidiv, im Hinterkopf besser verdrängen zu können, unternehme ich jeden Tag einen langen Frühlingsspaziergang durch meinen Garten. Ich verharre dabei immer vor der saftigen Streuwiese, die sich direkt vor meinen Augen in einer unendlichen Weite öffnet. Ich betrachte voller Ehrfurcht meinen wuchtigen, wunderbaren Lebensbaum im naturgeschützten Naherholungsgebiet, welches sich in seiner vollen Pracht direkt vor mir ausbreitet.

Langsam sprießen zahlreiche hellgrüne Blätter aus den Knospen hervor. Ich höre dem

Vogelgezwitscher beeindruckt zu und beobachte fasziniert die beiden majestätischen Störche, die sich erstaunlich nahe an unser Haus wagen. Ja, ich habe wahrlich Glück. Ich bin privilegiert.

Warum habe ich das nicht schon viel früher so deutlich und intensiv empfunden?

Einfach atemberaubend, diese verschiedenen saftigen Grüntöne des Frühlings. Herrlich das tiefe Blau des Himmels …

Nirgendwo ist das Blau des Wassers und des Himmels intensiver als auf Lefkas, meiner geliebten Insel. Ja, ich liebe das Meer schon seit ich denken kann, seit wir in meiner frühesten Kindheit unseren alljährlichen Sommerurlaub im Süden verbracht haben. Bis zum Horizont ins Unendliche schauen. Das Wasser, eine unberechenbare Naturgewalt. Es ist die unendliche Freiheit …

Ich höre die Wellen brechen, spüre den heißen Sand auf meiner Haut und genieße die einmalige Meeresluft. Ich lebe mit Körper, Geist und Seele.

Auf der Heimfahrt vom Kitestrand zu unserem wilden Schlafplatz unmittelbar am Meeresufer sitzen wir vier verbotenerweise eng aneinander auf der Fahrerbank.

Ausgelassen und leidenschaftlich singen wir lauthals mit der Sängerin von Silbermond `Ich habe einen Schatz *gefunden, und der trägt deinen Namen. So wundervoll und wertvoll, mit keinem Geld der Welt zu bezahlen …'*

Gerade geht die Abendsonne wie ein goldener Ball vor unseren Augen unter. Nach dem Zubettbringen der Kinder sitzen mein Mann und ich noch stundenlang unterm zauberhaften Sternenhimmel und philosophieren über Gott und die Welt. Es ist der perfekte Tag. Das Leben ist schön. Ich spüre sie wieder, die Freiheit …

Noch wissen wir nicht, ob wir den Plan, drei Wochen Urlaub auf unserer Lieblingsinsel Lefkas zu verbringen, in diesem Sommer auch wirklich in die Tat umsetzen können. Aufgrund der grassierenden Pandemie sind im Moment noch alle Grenzen zu, der Fährbetrieb von Italien nach Griechenland und umgekehrt ist bis auf Weiteres eingestellt.

Fest steht, es wird mehr als knapp. Doch ich habe unbeschreibliche Sehnsucht. Ich muss einfach hin, koste es, was es wolle …

Mitte April 2020

Leise verändert Corona die Menschen.

Während meines Krankseins habe ich eine Art siebten Sinn entwickelt und ich spüre, an diesem Tag wird sich etwas Entsetzliches ereignen.

Bereits am frühen Morgen mache ich mir Gedanken, wo genau es heute zum Einkaufen hingehen soll, denn noch ist das für mich ein komplexes Unterfangen. Heute erst recht, denn ich bin für zwei Haushalte im Einsatz. Meine Schwiegermama ist aufgrund einer plötzlichen Erkrankung selbst nicht mehr in der Lage dazu.

Minutiös plane ich deshalb den Einkauf und schreibe mir ausnahmsweise eine genaue Liste. Ich greife mir zwei riesige Taschen aus recycelbarem Kunststoff und überlege genau, ob ich mich nach langer Zeit wieder in den nahegelegenen Discounter trauen soll. Ja, warum denn eigentlich nicht?

Ich überlasse für meine Großeinkaufsaktion wirklich nichts dem Zufall, nehme all meinen Mut zusammen und betrete den von früher so gut bekannten Laden. Selbstverständlich, wie seit Neuestem vorgeschrieben, mit einem Mund-Nasen-Schutz.

Nach einer gefühlten Ewigkeit habe ich endlich alles Wichtige zusammengesucht und strebe mit meinem übervollen und nur noch schwer steuerbaren Einkaufswagen mühevoll der Kasse zu. Etwas hilflos sehe ich mich dort um, denn leider ist kein einziger Kunde vor mir. Ich weiß genau, was das jetzt für mich bedeutet. Stress pur, unerträglicher, kaum zu bewältigender Stress.

Es nützt nichts. Mutig packe ich sämtlich Lebensmittel möglichst schnell auf das Förderband. Dennoch schaffe ich es trotz meiner Bemühungen nicht, damit fertig zu sein, bevor vorne bei der Kasse alles voll belegt ist und zum Eintüten bereitliegt.

Total verschwitzt wegen der Maske einerseits und meines Höllentempos andererseits, hetze ich schließlich zur Kasse nach vorn. Endlich kann ich beginnen, die Artikel im Eiltempo in meine beiden weit geöffneten Stofftaschen zu werfen. Mehrmals vernehme ich hinter der uns trennenden Plexiglasscheibe ein heftiges Gestöhne der Kassiererin. Ich mustere sie kurz. Vermutlich eine Mittvierzigerin, also in etwa meinem Alter.

Dieser armen Person scheint es richtig schlecht zu gehen, deshalb werfe ich ihr einen verständnisvollen, freundlichen Blick zu. Als ich die Lebensmittel endlich alle verstaut habe, will ich vorschriftsmäßig mit meiner Bankomatkarte bezahlen.

„Also, ich würde mich mal ordentlich schämen, in Zeiten von Corona alles schön langsam und sorgfältig in Tüten zu packen. Wie können Sie abends noch in den Spiegel schauen, wenn Sie sich sooo benehmen? Sie haben wohl gar kein Gewissen den alten, kranken Menschen gegenüber?“, keift die Kassiererin plötzlich los. Ich stehe in Schockstarre und mit knallrotem Kopf regungslos da.

„Schämen würde ich mich, ja schämen, und zwar in Grund und Boden, wenn ich Sie wäre!“, schreit mich die Kassiererin gnadenlos und in einer inzwischen ohrenbetäubenden Lautstärke an. Als zufällig eine junge Verkäuferin vorbeigeht, zeigt sie auch noch anklagend mit ihrem Zeigefinger auf mich.

„Sie hat alles in Taschen gefüllt. Sowas von verantwortungslos in diesen gefährlichen Zeiten!“

Die junge, leicht irritiert dreinschauende Kollegin zuckt mit den Achseln und verlässt schnell den

`Tatort´. Ich bin so perplex, dass ich mich kaum zur Wehr setze, murmle nur etwas von `für zwei Haushalte´ und schaue mich peinlich berührt um, ob keine Bekannten aus meinem Umkreis diesen Zwischenfall beobachtet haben. Dann verlasse ich möglichst unauffällig den Laden.

Im Auto kullern mir bereits die Tränen die Wangen hinunter. Immer noch nicht so belastbar wie vor meiner Krankheit, bin ich jetzt fix und fertig. Früher hätte ich meinem Ärger Luft gemacht oder ihn einfach weggelächelt. Nun bin ich einem Nervenzusammenbruch sehr nahe …

Schnell lade ich die Waren bei meinen Schwiegereltern vor der Haustür ab und ziehe mich zu Hause unauffällig auf meine hintere Sofaecke zurück. Schon nach einigen traurigen Minuten überwiegt meine Wut.

Die Wut, mich nicht gewehrt zu haben. Wie kommt diese selbst ernannte Corona-Heldin eigentlich dazu, über mich zu urteilen und mich so zu beschimpfen, ohne mich und die Hintergründe überhaupt zu kennen? Wahrhaft eine Unverschämtheit.

Mark sieht das genauso und lässt es sich nicht nehmen, telefonisch den zuständigen Filialleiter zu verlangen. Dieser entschuldigt sich prompt, bietet mir einen Geldgutschein als Entschädigung an und verspricht, die Angestellte zur Rede zu stellen.

Genau an jenem Abend sehen wir im lokalen Nachrichtenmagazin einen interessanten Bericht über das derzeitig vorherrschende Anschwärzen und Denunziantentum vieler übereifriger, selbst ernannter Corona-Regel-Wächter. So viele Anzeigen wegen angeblicher Regelverstöße oder kleinerer Vergehen hätte es schon jahrelang nicht mehr gegeben.

Ähnlich ist es mir heute ergangen. Zurechtgewiesen wegen nichts und aus reinster Willkür heraus …

Schlagartig wird mir in einer unverzichtbar gewordenen Sitzung beim Psychiater der Grund für meine Unfähigkeit klar, ein ganzes Buch zu Ende zu lesen.

Dahinter steckt die Angst, es könnte mich auf den folgenden Seiten etwas an die jüngste Vergangenheit, meinen K. (für mich immer noch ein Tabu-Wort) oder die eigenen psychischen Probleme erinnern. Beim Lesen eines Buches habe ich es schließlich nicht selbst in der Hand, wie die Geschichte sich entwickelt und weitergeht. Das Risiko ist gar nicht so gering, unfreiwillig in irgendeiner Form mit etwas sehr Schmerzhaftem konfrontiert zu werden.

Da schießt mir auf einmal eine Idee durch den Kopf. Ich könnte doch selbst schreiben? Schon im Volksschulalter habe ich mit meinem kindlichen Gekritzel eine Art Internatsroman im Stil von Enid Blytons `Hanni und Nanni´ und `Dolly´ verfasst, ihn mehrmals begeistert gelesen, bis er dann irgendwann in meiner Nachttischschublade auf Nimmerwiedersehen verschwand. Ich könnte mich durch das Niederschreiben mit meinem innerlichen Schmerz auseinandersetzen in der Hoffnung, dadurch Erleichterung zu finden.

Der Gedanke fasziniert mich und verschwindet nicht mehr aus meinem Denken. Vielleicht hilft das Geschriebene ja nicht nur mir, sondern in der Folge auch den vielen tausend Menschen da draußen? Denen, die direkt oder indirekt von K. betroffen sind. Oder aber von einer psychischen Erkrankung. Oder von beidem, so wie ich. Eine Art Überlebensbuch für Menschen, die sich unerwartet mit einem besonderen und bedrohlichen Schicksal konfrontiert sehen.

Und letztlich geht es auch um eine Enttabuisierung von Problemen psychischer Natur, die nur durch Offenheit erreicht werden kann. Wenn ich Zahnschmerzen habe, gehe ich ganz selbstverständlich zum Zahnarzt. Wenn ich an einem grippalen Infekt leide, bleibt der Gang zum Hausarzt. Aber was, wenn meine Seele leidet? Muss ich allein damit klarkommen? Das war zumindest mein erster Gedanke.

Doch wer nicht gerade masochistisch veranlagt ist, sollte sich möglichst schnell in professionelle Hände begeben. Sich unbedingt Hilfe von Experten holen, ohne sich deswegen als verrückt belächeln lassen zu müssen, sich minderwertig zu fühlen oder sich dessen zu schämen.

Wie bereits zu Beginn der Erzählung erwähnt, weiß ich aus eigener schmerzlicher Erfahrung, dass es als Betroffene wichtig ist zu realisieren: Ich bin nicht allein mit meinen Gedanken und Emotionen, auch wenn ich jetzt allein durch diese Hölle gehen muss. Ich muss nicht immer funktionieren. Und nicht nur ich bin im Moment außer Betrieb. Vielen anderen Menschen ergeht es ähnlich.

Die Zeilen fließen an den folgenden Tagen geradezu aus mir heraus. Wo immer ich stehe oder gehe, notiere ich sofort meine Gedanken und Formulierungen, wenn sie mich wieder einmal ohne Vorwarnung überfallen. Nicht, dass ich sie noch vergesse …

Es ist keine mühsame Arbeit für mich, eher eine neue Art der künstlerischen Betätigung, die mir so gefehlt hat. Gleichzeitig ist es eine Verarbeitung des Geschehenen und vielleicht auch ein Teil meiner Heilung. Manche Erinnerungen berühren mich schwer, dann lasse ich während des Schreibens meinen Tränen freien Lauf.

Ich blühe durch das Schreiben richtig auf, obwohl sich meine körperlichen Beschwerden dadurch eher verstärken als verbessern. Zu meinen Schleimhäuten gesellen sich grässliche Rückenschmerzen, so stark, wie sie mich das letzte Mal vor sechs Jahren befielen. Daher ist es zu meinem Leidwesen nicht möglich, mich länger als drei Stunden am Stück mit meiner Aufarbeitung zu beschäftigen.

Nichtsdestotrotz gibt es Tage, an denen ich Stunde um Stunde vor dem Computer verbringe und dabei Gefahr laufe, mein Schreiben wie eine Sucht viel zu exzessiv und wie besessen zu betreiben. Endlich wieder einmal eine intellektuelle, kreative und künstlerische Herausforderung, die mir ohne mein Musizieren so gefehlt hat.

Ich bemühe mich, Luna, Ben und Mark in dieser Zeit nicht allzu sehr zu vernachlässigen. Die drei mussten schon viele Monate ohne die Ratschläge und Unterstützung ihrer Mama beziehungsweise Ehefrau auskommen, deswegen meldet sich regelmäßig mein schlechtes Gewissen, wenn ich mir für mich diese schreibenden Auszeiten nehme.

Glücklicherweise erkennt Mark die drohende Gefahr, mich durch die Mehrfachbelastung zu sehr zu verausgaben. Mich übertrieben in das neue Vorhaben hineinzusteigern und dadurch wieder ohne Rettungsschirm ins Bodenlose zu fallen.

Wir treffen eine Vereinbarung, an die ich mich, ehrlich gesagt, in der Folge eher selten halte. Auf zwei Schreibtage, die vom Umfang her jeweils ein gewisses Zeitlimit nicht überschreiten sollen, folgt zum Selbstschutz mindestens ein Ruhetag. So die Theorie. Die Praxis schaut allerdings anders aus. Ganz anders …

Endlich gibt es erste Lockerungen der strikten Maßnahmen wegen Covid-19. Nach Wochen der innerfamiliären Isolation werden wieder Treffen mit Freunden und Bekannten toleriert.

Luna lädt aufgrund des schönen Wetters ihren Freund Sam und zwei Busenfreundinnen in unseren Garten ein. Mein Sohn Ben unternimmt von nun an Fahrradtouren mit seinen Freunden, zusätzlich zu seinem täglichen Krafttrainingsprogramm daheim.

Oder er geht mit ihnen Tennis spielen. Mehrmals betreibt er mit Mark bei starkem Südföhn oder Nordwind am Bodensee seine relativ neue Leidenschaft, das Kitesurfen.

Zu seinem und auch Lunas Leidwesen dauert es voraussichtlich noch ein paar Wochen, bis an ein Fußballtraining überhaupt zu denken ist.

Mark ist es nun endlich wieder möglich, die volle Arbeitszeit in seinem Büro zu verbringen.

Ich selbst genieße die neue Freiheit der Lockerung mit einzelnen kurzen Kaffeebesuchen von Lea und Pia oder einer meiner Schwestern auf der eigenen Veranda. Es scheint aufwärtszugehen, auch wenn nach wie vor kein einziger Tag ohne ständige, leicht abgeschwächte Zukunftsangst vergeht. Nach langer Zeit empfinde ich so etwas wie Zuversicht, wenn nicht gar Freiheit in meinem wirren Kopf …

Ein spezieller Höhepunkt nach dem Lockdown ist der Besuch meines inzwischen 87-jährigen Papas, um den ich mir während der Corona-Krise große Sorgen gemacht habe. Er ist, Gott sei Dank, kerngesund und aufgrund seiner täglichen Bewegungseinheiten und Spaziergänge immer noch fit wie ein 60-jähriger.

Mit seinem uralten Drahtesel darf er nach einigen Wochen nun endlich wieder zu mir radeln. Wir setzen uns unter den geliebten, uns Schatten spendenden Kugeltrompetenbaum. Es ist angenehm, den zarten Windhauch zu spüren, der durch seine hellgrünen Blätter weht. Nach ein paar Minuten legt sich Papa in unseren Liegestuhl, während ich es mir in der gestreiften Hängematte gemütlich mache.

Da beginnt er, mir von seinen Kindheitserinnerungen aus der Zeit des Zweiten Weltkriegs zu erzählen. Er gehört zur letzten Generation der noch lebenden Zeitzeugen unserer grausamen Vergangenheit. Seine erlittenen Traumata scheinen im hohen Alter präsenter zu sein als je zuvor.

Ich kenne seine Geschichten zwar alle, bin jedoch jedes Mal wieder aufs Neue beeindruckt. Und ehrlich empört und erschüttert darüber, was Menschen bereits in jungen Jahren ertragen mussten.

Heute lausche ich abermals aufmerksam. Papas Schilderungen helfen mir annähernd so wie meine Flashbacks, die schmerzenden Schleimhäute für ein paar Minuten zu vergessen.

Du kennst ja all die schrecklichen Begebenheiten, die ich als Kind während des Krieges erleben musste, Anna. Den Bombenabwurf auf unsere Schule, den meine Brüder und ich nur mit Glück überlebten, unser jeweiliges flinkes

Verstecken im nahegelegenen Stollen bei Fliegeralarm und so weiter. Doch auch unmittelbar nach Ende des Krieges, also nach unserer Rettung, verlief das Zusammenleben mit den Soldaten der Alliierten nicht problemlos.

Dein Onkel Ottfried war ein Riesenschlawiner, der mich im Nachhinein mit seinem verschmitzten Grinsen etwas an Astrid Lindgrens Michel von Lönneberga erinnert. Alle mochten den süßen Otti, weil er mit seinen engelsgleichen, schulterlangen blonden Haaren so unschuldig und knuddelig aussah.

Im eisigen ersten Winter nach Kriegsende weilten noch etliche französische Soldaten in unserer Gemeinde. Die ranghöheren Offiziere patrouillierten mit ihren schlammgrünen Militärjeeps angeberisch durch die engen Dorfstraßen. Als einmal so ein offener, mit zwei Oberoffizieren besetzter Geländewagen im Schritttempo durch unsere verschneite winzige Gasse fuhr, wusste mein kleiner Bruder nichts Besseres zu tun, als vom Straßenrand einen riesigen Schneeball in Richtung des Jeeps zu werfen. Leider traf er dabei einen der französischen Kommandanten mit voller Wucht am Hinterkopf.

Dieser drehte sich sofort wutentbrannt nach uns um, schrie wütend in seiner Muttersprache und gestikulierte wie wild. Sein ganzer linker Arm war unübersehbar von oben bis unten mit Armbanduhren geschmückt.

„Hey, du, du nix gut. Du Uhren gestohlen von armen Menschen im Dorf", rief Otti laut und übermütig. „Du nix gut! Du böse!", wiederholte er noch einmal.

Das vor Zorn hochrote Gesicht des Offiziers hättest du mal sehen sollen, Anna. Mir rutschte buchstäblich das Herz in die Hose vor Angst. Als wir beobachteten, wie der wütende Franzose nach seiner Waffe griff, flüchteten wir Hals über Kopf querfeldein über das nächste Grundstück bis zu unserem Siedlungshäuschen.

Dort angekommen, berichtete ich unseren armen Eltern stotternd und in aller Kürze von unserem Streich – oder eher, unserer Schandtat. Unser Papa, sich der drohenden Gefahr bewusst, zögerte keine Sekunde und rasierte uns beiden radikal die halblangen Kinderhaare ab. Eventuell würden uns die Besatzungssoldaten mit kahlem Schädel so nicht wiedererkennen.

Über die Balkontür rannten wir dann auf sein Geheiß hin zum reichen benachbarten Bauern Meistermann, der uns nach ein paar erklärenden Sätzen in seinen stockdunklen Kohlenkeller mit eiserner Tür führte.

Otti und ich verharrten bestimmt eine Stunde lang in diesem unheimlichen Versteck, oder besser Verlies, ohne auch nur ein Wort zu wechseln. Jetzt waren die Leutnants im Haus. Ich konnte sie deutlich reden hören. Mir blieb kurz die Luft weg vor lauter Anspannung.

„Du blöder kleiner Dummkopf", zischte ich meinem jüngeren Bruder schließlich im Flüsterton stinkwütend zu. Dieser saß wie ein Stückchen Elend zitternd neben mir hinter dem Kohlenkessel. Nach einer gefühlten Ewigkeit entfernte sich der Lärm endlich, bis er letztlich ganz verschwand.

„Ihr Lümmel", gab uns der hilfsbereite Nachbar später noch mit einem ungläubigen Kopfschütteln mit auf den Heimweg. Wie sich herausstellte, war das Unterfangen richtig gefährlich für uns gewesen, denn die Offiziere hatten auf ihrer Suche auch in unserem Haus sorgfältig in jeden Kasten und unter jedes einzelne Bett geschaut. Glück gehabt!

Immer wieder kommt es in den Wochen vor der durch Corona bedingten verschlankten Matura zu heftigen Auseinandersetzungen mit Luna.

Wir können uns ihre Launen und ihren aggressiven Umgangston zwar erklären, dennoch nicht ohne Weiteres tolerieren, selbst bei allem Verständnis für ihre derzeitige Nervenanspannung und die nachzuvollziehende Unsicherheit.

Wir registrieren anfangs noch mit Freude, dass Luna sich nach Leibeskräften bemüht. Zielstrebig übt sie und versucht sich wieder voll zu fokussieren. Im Geiste sieht sie sich bereits in einem Sportmanagement- oder Lehramtsstudium, das sie in naher Zukunft anstrebt.

Doch unglücklicherweise wird unsere Tochter ohne Sozialkontakte und richtigen Schulbetrieb von Tag zu Tag frustrierter und verunsicherter, gleichzeitig zunehmend launischer und frecher. Mark und ich versuchen, sie vermehrt zu loben und zu motivieren. Was uns jeweils nur ein Keifen einbringt.

„Mischt euch gefälligst nicht ein! Ihr interessiert euch doch sowieso nur für diese sch … Matura. Um mich geht's euch doch gar nicht. Aber keine Angst, ich werde höchstwahrscheinlich erst gar nicht antreten. Ja, da könnt ihr sogar sicher sein!"

Ich kenne meine Tochter in- und auswendig und bin mir durchaus bewusst, dass diese Provokation auf ihre eigene Verzweiflung zurückzuführen ist. Darum bemühe ich mich, möglichst ruhig zu bleiben und sie zu trösten.

„Luna, das ist jetzt echt unfair und stimmt doch gar nicht. Klar, dass du dir wegen Latein und Mathe Sorgen machst. Versteh ich ja. Aber schau, Luna. Du bist echt fleißig. Du tust, was im Moment möglich ist. Und das allein zählt. Außerdem weißt du mein Schätzchen, es gibt wirklich Wichtigeres im Leben

Viel Wichtigeres. Viel, viel Wichtigeres. Glaub mir, im Nachhinein wirst du mir recht geben."

„Es gibt Wichtigeres im Leben, Luna, Schätzchen ...ä-ä-ä", äfft mich meine Tochter im höhnischen Ton nach. „Ja, für dich vielleicht, Mum. Aber du, du hast ja auch überhaupt keine Ahnung, was heute so abgeht. Du nervst einfach. Außerdem bist du sowieso ständig nur mit dir selbst beschäftigt."

Autsch, das sitzt. Es tut weh, verdammt weh. Von einer Sekunde auf die nächste schießen mir wieder einmal die Tränen ins Gesicht und rinnen unkontrolliert meine Wangen herunter. Es kommt zu einem scharfen Wortgefecht zwischen Mark und Luna, das in Türenknallen und Schimpftiraden seinen Höhepunkt findet.

Danach ist Mark bei mir, um mich zu trösten und besänftigend auf mich einzureden. Nach so einem emotionalen Gewitter passiert es trotz meiner Beruhigungstabletten noch immer, dass ich in eine abgrundtiefe, stundenlange Verzweiflung falle. Oft ist es wohl eher eine Depression ...

Eine Hiobsbotschaft

Mein Mann hat sich das E-Bike, welches er mit den vielen Geldgeschenken anlässlich seines 50. Geburtstages finanzieren wollte, nie gegönnt. Meine Krankheit kam dazwischen.

Nach Wochen des Zuhause-eingesperrtseins aufgrund der Corona-Krise ist es nun endlich wieder möglich, sich relativ frei zu bewegen. Mark überredet mich deshalb, ihn zum Fahrradhändler im Nachbarort zu begleiten.

Ich traue mich. Ja, ich freue mich sogar ein bisschen darauf. Ein Gang hinaus in die Freiheit …

Die vorgeschriebene Maske, hinter der ich mich verstecken kann, passt perfekt in mein Konzept. Hauptsache, nicht auffallen und möglichst unerkannt bleiben.

Auf der Fahrt zum Einkaufsbummel erhalte ich einen kurzen Anruf des Direktors einer meiner

Schulen. Es sei äußerst wichtig, ich solle ihn bitte möglichst bald zurückrufen, warnt er mich bereits in einem ungewöhnlich ernsten Tonfall vor.

Seine Worte geistern während unserer Fahrradbesichtigung ständig in meinem Kopf herum. Ausnehmend wichtig …

Nun, vermutlich geht's um Luna, die in wenigen Tagen ihre zweistündige Feststellungsprüfung in Latein schreiben soll und die über ihr Antreten zur Matura entscheiden wird. Sicher sogar. Na ja, das ist doch recht wichtig. Vor allem für meine Tochter.

Nur halbherzig höre ich bei der Besichtigung und Erklärung sämtlicher Features der jeweiligen Drahtesel zu. Heute wird auf alle Fälle noch kein Fahrrad gekauft.

Wieder zu Hause rufe ich meinen Chef augenblicklich zurück, neugierig und intuitiv auch mit einem ängstlichen Bauchgefühl. Doch was ich nun höre, lässt mir das Blut in den Adern stocken.

„Hallo, Anna. Ich habe keine guten Nachrichten für dich. Die für uns zuständige Beamtin des Schulrats hat mich gerade verständigt, dass dir nach einem Jahr im Krankenstand bedauerlicherweise als Vertragslehrerin jetzt automatisch gekündigt wird.

Deine Entlassung hätte nach meinen Informationen eigentlich schon vor ein paar Wochen erfolgen müssen. Allerdings ist dieser Umstand wohl durch die Corona-bedingte Hektik übersehen worden. Bitte kommuniziere in dieser Angelegenheit persönlich mit der zuständigen Angestellten für Personalfragen über das weitere Prozedere. Ich gebe dir gerne ihre Telefonnummer, mische mich aber als Dritter höchst ungern in diese Angelegenheit ein."

Bevor ich nachdenken kann, ist das Telefongespräch schon wieder beendet. Ich bin sprachlos, nein, ich bin platt. Vor Schreck setze ich mich erst einmal nieder.

Wie bitte? Kündigung? Einfach so, ohne Vorwarnung, ohne persönliches Gespräch, ohne jegliche Vorlaufzeit?

Nach zweiundzwanzig Jahren, in denen ich nie eine Stunde abgesagt oder verkürzt habe, so wie manch andere Kollegen, oder gar aus Krankheitsgründen versäumt habe? Mich im Gegenteil noch mit der schlimmsten Erkältung zur Schule geschleppt habe und immer mit vollem Herzblut beim Unterrichten war? Nein, das kann doch nicht sein. Unmöglich. Ich muss mich verhört haben.

Mit Unbehagen erinnere ich mich an die stolzen Worte meines ehrwürdigen Papas, eines einst leidenschaftlichen, hochgeachteten Lehrer der alten Schule.

„Ich wollte schon immer, dass alle meine Töchter Lehrerinnen werden, denn das bedeutet eine faire, gleiche Entlohnung von Mann und Frau. Und vor allen Dingen absolute Jobsicherheit. Außer, jemand begeht ein Schwerverbrechen."

Ich bin also aufgrund meiner psychischen Folgeerkrankung gleichzusetzen mit einer Schwerverbrecherin?

Tatsächlich ist mir nur ein einziger Fall einer Kündigung im Schulbetrieb bekannt. Die erfolgte vor Jahren aufgrund schwerer sexueller Belästigung und Nötigung vonseiten eines Lehrers. Überhaupt beziehe ich schon seit einigen Monaten nur noch meinen halben Lohn im regulären Schuldienst und bald gar keinen Cent mehr.

Mark, der einzelne Gesprächsfetzen mitbekommen hat und weiß, worum es geht, versucht mich zu beruhigen.

„Anna, das ist doch bestimmt nicht gegen dich persönlich gerichtet. So sind wahrscheinlich die geltenden Gesetze. Glücklicherweise unterrichtest du ja auch noch mit unbefristetem Vertrag an einer Musikschule und hast dort viel mehr Wochenstunden als im Gymnasium."

Das stimmt schon, aber wer garantiert mir, dass das nach meiner langen Zeit der Abwesenheit immer noch so sein wird? Wieder habe ich dieses unheilverheißende Magengrummeln.

„Außerdem, in der Privatwirtschaft ist die Kündigung nach ein oder zwei Jahren auch eine gängige Vorgehensweise, wenn jemand zu lange im Krankenstand ist", fügt Mark noch hinzu.

Zu lange im Krankenstand. Ein Jahr, ein verflixtes ganzes Jahr. Ich bekomme Panik und denke an meine Zukunft. Ich bekomme noch mehr Panik …

Da ich mich nervlich nach einer unruhigen Nacht nicht in der Lage dazu sehe, ruft Mark am folgenden Tag bei der zuständigen Angestellten des Landesschulrats an.

Er bekommt auf knappe, ziemlich rigorose Art genau das zu hören, was er einen Tag vorher mir erklärt hat. So seien nun einmal die Regelungen bei Vertragsbediensteten. Ich sei schließlich nicht pragmatisiert, also in keinem unkündbaren Beamtenverhältnis, und müsse das eben einsehen. Es gäbe als einzigen Ausweg für mich noch das Ansuchen um ein Karenzjahr, wobei dieses ausschließlich das laufende Schuljahr beträfe und damit Ende August schon wieder ungültig wäre. Somit sei dies für mich höchstwahrscheinlich keine wirklich praktikable Option.

Egal, was Mark in der Folge noch Beschwichtigendes zu mir sagt, ich kann mich einfach nicht beruhigen. Ohne Unterbrechung weine ich den ganzen Tag. Ich bin aufgrund meiner übersensiblen psychischen Gemütslage komplett verzweifelt, menschlich enttäuscht und regelrecht am Boden zerstört.

Immer dann, wenn ich glaube, mich langsam aus meiner psychischen Krise etwas befreien zu können, kommt der nächste Tiefschlag. Es ist wirklich wie verhext …

In den darauffolgenden Tagen wandert mein Selbstvertrauen gegen null und auch körperlich spüre ich verstärkt meine Schleimhäute. Ein riesiger Fremdkörper, ein regelrechter Klumpen, hat sich in meinem Hals festgesetzt, um länger zu bleiben. Er verschafft mir ein schreckliches Engegefühl.

Zusätzlich quält mich grässliches Kopfweh, das sich auch durch starke Schmerzmittel und mehrstündiges Strömen nicht beseitigen lässt. Um das alles auszuhalten, stopfe ich vermehrt verschiedenste Beruhigungsmittel in meinen malträtierten Körper. Es ist ein verflixter Kreislauf, wie so häufig …

Nicht nur einmal kommt mir aufgrund all der ungewöhnlichen Ereignisse der letzten Wochen und Monate in den Sinn, dass es schier unglaublich ist, was eine schwere, langwierige Erkrankung so alles nach sich zieht. Urplötzlich wird man mit Problemen konfrontiert, die man nie und nimmer auf dem Radar hatte.

Nach etlichen unruhigen Nächten mit einigen Alpträumen scheint es in dieser unrühmlichen Causa doch noch auf eine recht akzeptable Lösung hinauszulaufen.

Mark hat in der Zwischenzeit, Gott sei Dank, in Eigenregie und mit Unterstützung der Gewerkschaft über die Möglichkeit recherchiert, im Anschluss an das laufende Schuljahr um eine Verlängerung der Karenz für ein weiteres Jahr anzusuchen. Also ein Jahr unbezahlter Urlaub. Zweifellos ist das eine Option für mich.

Wir werden sehen …

Ende April 2020

Seit jener unrühmlichen Begebenheit hat sich mein beklemmendes Engegefühl im Hals und in der Brust verbessert. Nach ein paar Tagen des Meditierens auf meine individuelle Weise mit Flashbacks und Musik, des Betens, Strömens und guten Denkens gelingt es mir, mich selbst wieder aus diesem Sumpf der Traurigkeit zu befreien.

Endlich sehe ich den kommenden Wochen zuversichtlich entgegen. Ganz ohne mich dazu zwingen zu müssen …

Der Monat April, der kurioserweise Sonnenschein pur und frühsommerliche Temperaturen zu bieten hat, neigt sich nun endgültig seinem Ende entgegen. Es ist ein wunderschöner, sonniger Tag, an dem Luna ausnahmsweise gut gelaunt vor sich her singt. Der Kreis schließt sich …

Wie so oft in letzter Zeit liege ich friedlich in meiner blau-weiß gestreiften Hängematte im Halbschlaf. Ich versuche, meine Gedanken in angenehme Gefilde zu lenken und mich dabei zu erholen.

Es gelingt. Nach einigen Minuten der völligen Ruhe und angenehmen Entspannung betrachte ich dankbar den tiefblauen Himmel.

Dann schweift mein Blick hinüber zur Streuwiese und weiter zu meinem Lebensbaum. Es ist jetzt etwas mehr als ein Jahr vergangen seit meiner lebensverändernden Diagnose.

Wenn ich heute gefragt werde, wie's mir körperlich und seelisch geht, fällt mir eine zufriedenstellende Antwort recht schwer. Hin und wieder unbekümmert zu sein, so wie vor einem Jahr, fehlt mir. Sehr sogar.

„Es ist, wie's ist!", trifft mein Standardsatz wohl am ehesten zu. Wahrscheinlich genieße ich deshalb die Wunder der Natur neuerdings auf eine vollkommen andere, intensive, ja fast ehrfürchtige Art und Weise. Eine, die ich früher so nicht kannte.

Das Grün erscheint mir saftiger und vielschichtiger, das Blau des Himmels kräftiger, die Sonne strahlender und hoffnungsbringender als früher. Ich lebe, mit Gottes Hilfe, also mit der des Universums. Und ich lebe gern …

Mitten in meinen philosophischen Gedanken blicke ich erstaunt auf. Erst jetzt bemerke ich, dass Luna sich still und leise auf den Liegestuhl neben mich gelegt hat. Ich betrachte sie voller Liebe.

Richtig erwachsen und reif ist mein kleines, großes Mädchen in diesem Jahr geworden. Wir beide dösen friedlich nebeneinander unter unserem herrlich kühlen und Schatten spendenden Kugeltrompetenbaum mit seinen gesunden hellgrünen Blättern.

„Ein wunderschöner Frühling, nicht wahr, mein Schatz?“, starte ich vorsichtig unsere Konversation.

Sie nickt zustimmend und freundlich. Nach einiger Zeit der friedlichen Stille traue ich mich und frage weiter: „Wie geht's denn eigentlich mit Latein und Mathe voran?“

Luna sieht mich eine Weile von der Seite an.

„Danke, ganz gut … Aber weißt du, Mama, es gibt wirklich Wichtigeres in diesem Leben! Viel, viel Wichtigeres!“

Wir schauen uns beide an und lachen gleichzeitig los …

ENDE

Nachwort

Inzwischen liegen wieder einige turbulente Monate mit Höhen und Tiefen hinter uns. Sie spiegeln auf eindrucksvolle Weise die Wellen des Lebens wider.

Im Sommer schwamm ich weit oben auf einer der riesigen Monster-Wellen, denn wir waren auf Lefkas. Drei Wochen, drei ganze himmlische Wochen lang. Mein großer Traum ist also doch noch wahr geworden …

Nun, zwei Monate nach unserem unvergesslichen Sommerurlaub stehen wir aufgrund der bedenklichen Zahl an Neuerkrankungen mit dem Corona-Virus in unserem Land wieder kurz vor dem nächsten Lockdown.

Außerdem leidet Ben nun bereits seit etwa drei Wochen am Pfeifferschen Drüsenfieber mit schwerem Verlauf und mit anfangs schier unerträglichen Symptomen. Mitten in der Nacht fuhren Mark und ich mit dem hochfiebrigen Jungen voller Panik ins Spital, da er aufgrund einer abnormal starken Halsschwellung plötzlich weder schlucken, essen noch trinken konnte. Vor lauter Schmerzen und Furcht stöhnte und schluchzte er während der Fahrt ins Krankenhaus halb ohnmächtig vor sich her.

Im menschenleeren Krankenhaus wurde als Erstes ein Corona-Test durchgeführt, mit negativem Ergebnis. Der Nachweis des bereits vermuteten Drüsenfiebers war dann aber eindeutig. Wenig überraschend schickte ich als Reaktion auf diese erste Diagnose ein Stoßgebet zum Himmel.

„Bitte, lieber Gott, nicht schon wieder etwas mit Drüsen und Lymphe."

Nach acht Tagen stationärer Behandlung und unzähligen Medikamenten im Landeskrankenhaus ist Ben jetzt, Gott sei Dank, wieder zu Hause. Und endlich auf dem steigenden Ast. Er fühlt sich zwar nach wie vor unheimlich schlapp und muss vorerst auf seinen geliebten Sport verzichten, wird aber wieder vollständig gesund werden …

Meine löwenstarke Schwiegermama, die trotz äußerster Vorsicht aufgrund einer Vorbelastung mittlerweile schwer an Corona erkrankt ist, kämpft zur Zeit auf der Intensivstation um ihre Genesung.

Dort muss sie seit wenigen Tagen zusätzlich beatmet werden, die Intubation steht bereits im Raum. Unfassbar für uns alle, unbegreiflich, unmenschlich und unbarmherzig.

Noch immer gibt es weder einen Impfstoff noch ein probates Mittel gegen diese schreckliche, weltweit grassierende Pandemie. Wie jedes einzelne Familienmitglied bete und hoffe ich. Und wieder bin ich am Tiefpunkt einer Monster-Welle …

Trotz all der Schicksalsschläge und schwierigen Phasen während der letzten eineinhalb Jahre lassen wir uns als Familie nicht unterkriegen. Jeder einzelne von uns weiß inzwischen aus der jüngsten Vergangenheit, dass das Leben niemals gerade verläuft.

Nach einem absoluten Tiefpunkt folgt erfahrungsgemäß irgendwann auch wieder ein Hochpunkt. Das Leben besteht aus zahllosen kleineren und größeren Kurven oder besser gesagt, Wellen. Genau wie das Meer. Und ich liebe das Meer …

Meine neue Nachsorgeärztin fragte bei einer Untersuchung nach meiner Krankengeschichte. Neugierig und ehrlich interessiert, ließ sie sich über die letzten eineinhalb Jahre aus dem Leben meiner Familie berichten. Kopfschüttelnd schaute sie mich nach der knappen Schilderung an.

„Das Schicksal hätte diese winzige Zeitspanne ruhig auf die nächsten zwanzig Jahre ausdehnen können“, stellte sie nüchtern fest.

Ich denke mir, es ist, wie's ist, aber es wird, was du daraus machst!

In den Kinder- und Jugendjahren ist das Leben zumeist weiß. Gelegentlich auch tiefschwarz. Dazwischen gibt es meist nichts beziehungsweise nicht allzu viel.

Bei mir war diese Eintönigkeit durch meinen übertriebenen Perfektionismus noch ausgeprägter als bei vielen anderen. Ich schwankte ständig zwischen zwei Extremen, meiner Unzufriedenheit darüber, dem eigenen Anspruch nicht gerecht zu werden und der Fähigkeit, ab und an eine besonders intensive Form der Freiheit zu verspüren.

Mit den Jahren wird diese langweilige Zweifarben-Palette durch unterschiedlichste Erfahrungen bei jedem Menschen um einige Grauschattierungen reicher. Glücklicherweise auch bei mir.

Es gibt jetzt nicht mehr nur schwarz oder weiß, richtig oder falsch, gut oder böse. Wir erkennen, dass das Leben vielschichtiger ist und alles zumindest zwei Seiten hat, die es zu berücksichtigen gilt.

Schmerzhafte Ereignisse stellen jedoch eine ernste Bedrohung dar, immer mehr und immer länger in Richtung Schwarz abzudriften. Lange befand auch ich mich in einem alarmierenden Dunkelgrau.

Nun bin ich bei einem hellen Grau mit einzelnen weißen Streifen angelangt. Immerhin …

Luna, Ben, Mark und ich haben in den letzten Monaten in erster Linie gesehen und gelernt, dass ein harter Kampf unter Umständen belohnt wird. Genau deshalb verzweifeln wir nicht, sondern blicken zuversichtlich in die Zukunft.

Außerdem gibt es noch dieses kleine und doch so relevante Wort Hoffnung. Sie ist immer da. Ganz tief in uns, meiner Überzeugung nach in jedem von uns, wie ein Silberstreif am Horizont …

Gerne hätte ich an dieser Stelle noch ein endgültiges Happy End angefügt, wenigstens bezüglich meiner eigenen Psyche. Oder noch besser, einen dieser positiven, dramatisch literarischen Schlusssätze gesagt: Ich komme meinem Ziel nun täglich näher. Es sieht ganz danach aus, dass ich es bald aus meiner Lebenskrise schaffen werde.

Doch aus all den genannten Gründen ist das im Augenblick noch nicht möglich. Es entspräche nicht den Tatsachen, denn ich weiß nicht, wann und ob ich diesen tückischen Kreislauf überhaupt jemals völlig durchbrechen kann. Und vor allem, werde ich je wieder meine geliebte Geige spielen?

Alles, was ich definitiv erkannt habe, ist, dass in diesem einen Jahr mein ganzes Leben komplett auf den Kopf gestellt wurde. Dennoch bin ich nicht frustriert, es ist nicht alles schlechter geworden. Im Gegenteil …

Viele Momente erlebe ich wesentlich intensiver als früher. Aber es ist alles anders geworden. Es fühlt sich alles auf eine merkwürdige Weise verändert an. Sogar mein eigenes Zuhause.

Ich gestehe, meine bisherigen Prioritäten haben sich annähernd um hundert Prozent verschoben. Luna und Matura – wäre schön. Das ist aber in der Tat nicht mehr essenziell und noch viel weniger existenziell. Hauptsache, sie findet ihren eigenen Weg und ist glücklich.

Ben wieder Fixpunkt seines Teams, trotz neuem Trainer – würde ich ihm wünschen. Es ist auch weder essenziell noch existenziell.

Diese Feststellungen an sich sind schon eine enorme Veränderung und meistens gelingt mir inzwischen diese leichtere, durchaus realistische Sichtweise. Wenn auch, zugegebenermaßen, noch nicht immer. Aber der Weg stimmt und das ist das Entscheidende. Deswegen auch das helle Grau …

Gerne ströme ich inzwischen enge Verwandte oder Freunde, da Sonja mit ihrem Verdacht, ich sei `gspürig´, offensichtlich recht hatte. Ich fühle tatsächlich eine mysteriöse Verbindung `nach oben´.

Eine neue Dimension der Toleranz hat Einzug in mein Leben gehalten. Keine bigotte Frömmigkeit, sondern eine Spiritualität im Sinne von Demut und Respekt vor dem menschlichen Leben. Eine, die ich bisher nie für mich in Betracht gezogen habe. Eine, die zu einem wesentlichen Teil darauf zurückzuführen ist, dass ich auf meiner XXL-Reise in den letzten eineinhalb Jahren vielen außergewöhnlichen Menschen begegnet bin. Solchen, die mir unterschiedliche Sichtweisen und neue Perspektiven eröffnet und gezeigt haben. Dafür habe ich allen Grund, dankbar zu sein.

Ich versuche nun nicht mehr, so wie früher, künstlich große Pläne über eine längere Zeit in meinem Kopf zu basteln. Ich versuche, mehr im Augenblick und ganz bewusst zu leben. Sonst übersieht und verpasst man noch die vielen kleinen, schönen Dinge, die das Leben für einen bereithält. Jetzt, genau in diesem Moment und nicht erst morgen. Denn das Leben ist in jedem Fall kurz …

Unsere wunderbare Erde mit ihrer einzigartigen Natur nehme ich viel deutlicher wahr als noch vor eineinhalb Jahren. Mit allen Sinnen und als heilbringendes Phänomen. Nicht selten stehe ich eine ganze Weile staunend vor meinem Lebensbaum und unserer Streuwiese, schließe die Augen und genieße beides. Egal, zu welcher Jahreszeit.

Die Liebe, aber auch die Freundschaft und im Besonderen die Zeit dafür empfinde ich nicht mehr als etwas Selbstverständliches. Sie machen unser Leben schön, farbig und überhaupt lebenswert.

Zu meiner neuen Strategie gehört außerdem das tägliche Kommunizieren mit Gott auf eine persönliche Weise, ebenso wie das Meditieren mit meinen individuellen Mantras. Und nicht zu vergessen, das Strömen. Alle diese Rituale habe ich fest in meinen Tagesablauf integriert, was mir enormen Halt und Kraft gibt für die kleineren und größeren Stürme des Lebens.

Und ich denke, es ist kein Trugschluss, dass mich die Zeit allmählich, vielleicht im Schneckentempo oder in winzigen Schritten, nach oben katapultieren wird auf meiner Lebens- und Glücksleiter.

Ich registriere auf psychischer Ebene riesige Fortschritte, denn ich habe die frühere Skepsis und meinen Perfektionismus zum großen Teil schon besiegt. Mutig tüftele ich bereits an einem nächsten Projekt …

Endlich ist es mir nach einer gefühlten Ewigkeit und auf eine gänzlich neue Art auch wieder möglich, die häufigen Nachmittagstratsche mit Lea bei Kaffee und einem oder zwei kühlen Blonden zu genießen.

Wir unterhalten uns zwanglos über Alltägliches oder zelebrieren es, uns künstlich über Kleinigkeiten aufzuregen. Vielleicht über die beginnende Midlife-Crisis unserer beiden Lieblingsehemänner oder das rüpelhafte Verhalten unserer Pubertiere.

Ich liebe es richtiggehend, in Leas geschmackvoll gestaltetem Garten auf den modernen Loungesesseln an meinem Lieblingsplatz unter dem kleinen Zierbaum zu sitzen. Dabei schaffe ich es tatsächlich, diese Momente einfach in Dankbarkeit zu genießen. Und ab und zu spüre ich sie wieder wie einen zarten Hauch, die Freiheit …

Nichtsdestotrotz ist ein gewisses Maß an Angst immer noch mein unbarmherziger Begleiter und unsichtbarer Verfolger. Zweifellos deshalb, weil ich die Form der Behandlung als Grenzerfahrung erlebt und zudem am eigenen Leib gespürt habe, was ein menschlicher Körper imstande ist auszuhalten.

Im Gegensatz zu früher ist es jetzt aber so, dass es mir die meiste Zeit gelingt, meine Furcht recht klein zu halten. Sie praktisch winzig zusammenzulegen, in meiner Handtasche zu verstauen und als Teil meines neuen Ichs zu akzeptieren.

Und wer weiß, vielleicht ist ja etwas Wahres daran, wenn Mark und Johanna behaupten, die Geige sei meine eigentliche Lebensretterin gewesen. Sie hätte mit dafür gesorgt, dass ich die Anzeichen des Krebses gar nicht übersehen konnte …

All meinen bestehenden Ängsten, Unsicherheiten und Beschwerden zum Trotz erkenne ich, Anna Schönberg, heute mit erstaunlicher Klarheit: Ich bin auf jeden einzelnen neuen Tag gespannt und neugierig.

Und ich liebe und schätze dieses eine individuelle Leben, mein Leben, immer noch. Ja, offensichtlich sogar noch stärker als vorher. Nicht mehr und nicht weniger.

Insofern hat \`mein´ Dr. Manzer also zu guter Letzt zu einem gewissen Grad recht behalten …

Übungen

Energie durch Strömen: Fingerströmen

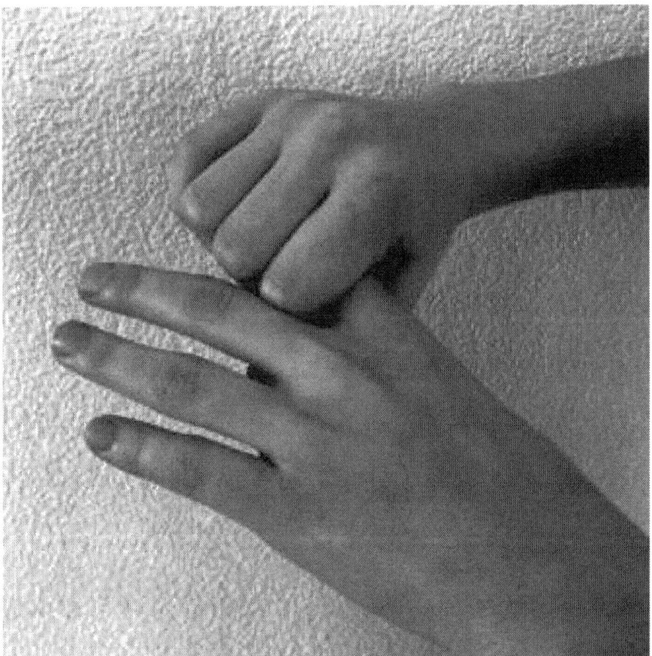

Dauer: 15 Minuten

Nimm ganz entspannt Platz auf einer komfortablen Sitzgelegenheit. Umklammere jetzt mit deinen Fingern der linken Hand für zwei oder drei Minuten ganz leicht den Daumen der rechten Hand. Mache danach das Gleiche mit Zeigefinger, Mittelfinger, Ringfinger und kleinem Finger.
Wechsle die Hände und führe diese Übung mit der rechten Hand an den Fingern der linken Hand aus.
Mache diese Übung täglich, wenn möglich sogar mehrmals.

Vermutlich wirst du erst nach ein paar Tagen und mit etwas Praxis einen schwachen Strom, ein Kribbeln, in deinen Fingern spüren.
Diese Übung hilft dir, im Fluss zu bleiben und stärkt deine Organe.

Erklärung:

Daumen – Magen-Milz-Energie
bei Sorge

Zeigefinger – Blasen-Nieren-Energie
bei Angst

Mittelfinger – Leber-Gallen-Energie
bei Wut

Ringfinger – Lungen-Dickdarm-Energie
bei Trauer/Kummer

Kleiner Finger – Herz-Dünndarm-Energie
bei Verstellung, wenn wir lachen, obwohl wir eigentlich weinen wollen …

Ergänzungsübung

Als Abschluss kannst du die Handmitte für ein besseres inneres Gleichgewicht strömen.
Lege dazu die Finger der linken Hand in die Handfläche der rechten Hand und umgekehrt.

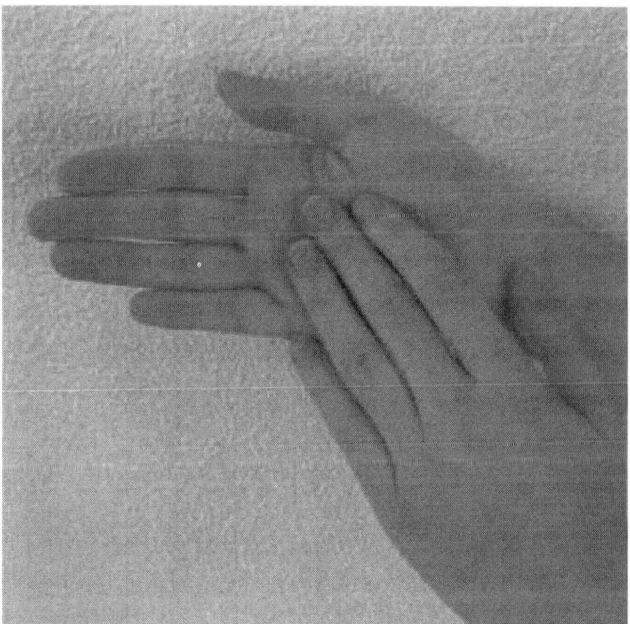

Einfache praktische Übungen für Entspannung und geistige Freiheit
Dauer: 15 Minuten

Lege dich an einen angenehmen, stillen Platz, am besten in der freien Natur, zum Beispiel in eine Hängematte oder einen Liegestuhl.
Atme mehrmals bewusst tief ein und aus. Mache dich jetzt möglichst schwer, sodass dein Körper dich durch seine eigene Schwerkraft in Richtung Boden zu ziehen scheint. Sage dir innerlich mehrmals langsam:

Mein Körper ist ruhig und schwer.
Meine Muskeln sind locker und schwer.
Ich bin ganz entspannt und ruhig.

Lasse deine Gedanken zu schönen Erinnerungen oder Bildern schweifen. Wenn diese nicht lange dort verweilen, lasse sie einfach vor deinem inneren Auge wie eine Collage vorüberziehen. Mit etwas Übung wird es dir nach einigen Tagen gelingen, länger bei einer einzigen Erinnerung zu bleiben und dich dabei entspannt und frei zu fühlen.

Fokussierung auf das Schöne und Gute, auf Zufriedenheit
Dauer: 15 Minuten

Schließe die Augen und entspanne dich, am besten im Liegen. Lege deine rechte Hand flach auf deine Stirn, die linke auf deinen Oberbauch. Folge deiner Intuition. Suggeriere deinem Inneren mit den folgenden Leitsätzen Glück und Zufriedenheit:

> ***Mir geht es gut. Ich fühle mich wohl.***
> ***Ich bin wertvoll, beschützt und zufrieden.***
> ***Alles ist bestens und läuft optimal.***

Denke jetzt intensiv an die Sonne oder an ein angenehmes, wärmendes Licht. Wiederhole dein Mantra mehrmals langsam und konzentriert, egal ob laut oder leise. Sei dir sicher, du kannst dabei nichts falsch machen.

Einfache Übung für Gelassenheit

Du siehst den Wald vor lauter Bäumen nicht?
Dein Kopf raucht vor lauter Stress und Denkarbeit?
Schreibe Termine und Dinge, die du unbedingt erledigen musst, auf kleine Post-it. Alternativ kannst du auch ein großes, leeres Blatt verwenden, auf dem du dir alles Wichtige untereinander notierst.
Auch wenn dir deine Liste im ersten Moment erdrückend lang vorkommt, kannst du sie jetzt guten Gewissens über den Tag und vor allem in der Nacht loslassen. Deine Denkarbeit ist bereits getan und du kannst nun nichts mehr vergessen. Fühle dich befreit von jeglichen Terminen und Problemen.
In den nächsten Tagen darfst du dich dann belohnen, indem du nach Abschluss der jeweiligen Aufgabe oder des Termins das zugehörige Post-it in den Abfallkübel wirfst oder auf deiner Liste durchstreichst.
Du siehst dann, was du alles geschafft hast. Wichtige Dinge lassen sich so in Ruhe abarbeiten, ohne dass sich dein Kopfkarussell ständig dreht!

Geh leben und hab Spaß!

Danke

Ich bin der tiefen Überzeugung, dass es keine Person auf dieser Erde gibt, die vielen Menschen zu mehr Dank verpflichtet ist, als ich es bin.

In erster Linie gebührt mein ewiger Dank meinem besten und wertvollsten aller Ehemänner W., der mir immer wieder neuen Mut gibt. Ebenso meinen über alles geliebten, tapferen Kindern L. und F., die so viel ertragen mussten und müssen. Bedanken möchte ich mich besonders bei meinen Eltern H. und J. für ihre ewige Liebe und ihr Vorbild in allen Belangen, meinem liebevollen Papa für seine Unterstützung und Hilfe, besonders auch bei meinen geliebten Schwestern: bei G. und Schwager T., bei U., speziell für deine unzähligen, kulinarischen Highlights und Überlebenshilfen und Schwager L., bei B. und Schwager D. mit meinem Neffen D., bei meinem Neffen M. und Ehefrau R. mit L., bei meiner Nichte C. und Lebensgefährten P.

Weiter bedanke ich mich herzlich bei meinen Schwiegereltern R. und W., bei meiner Schwägerin S. und Schwager K. mit meiner Nichte V. und bei meinen besten Freundinnen: E. – Han i dir scho amol gset …, ebenso bei B. und G.

Ohne euch alle hätte ich dieses eine Jahr nicht überlebt – so viel ist sicher …

Folgenden Personen in meinem Bekanntenkreis gebührt ebenfalls mein aufrichtigster Dank für ihre wertvolle Unterstützung und Hilfe: Meiner lieben Strömerin und Freundin S., meinem Naturheiltherapeuten Herrn H.

Aufs Herzlichste bedanke ich mich auch bei meinen Ärzten der inneren Abteilung im Landeskrankenhaus H.: Oberarzt Dr. M., der hoffentlich schon in naher Zukunft in seiner eigenen Praxis Menschen so hervorragend und absolut menschenwürdig behandeln kann, Oberarzt Dr. G., der mich in Worten und Gedanken unterstützte, Dr. M., nochmals Dr. M. und Dr. W., bei denen ich mich in der Nachsorge bestens aufgehoben fühlte bzw. fühle.

Zu großem Dank verpflichtet bin ich außerdem meinem behandelnden Psychiater, Dr. W., der nach wie vor wunderbare Arbeit und Hilfe leistet, meiner Hausärztin, Dr. B., für ihre Unterstützung und wertvollen Tipps, allen Ärzten, Therapeuten, Herzensmenschen, die mich auf meinem Weg begleitet haben und mir mit ihren verschiedensten Ansätzen und Ideen zu neuem Input und Inspiration verholfen haben.

All jenen, die für mich gebetet haben, mir tröstende Karten geschrieben, Blumen gebracht oder per WhatsApp, SMS oder Anruf Kraft gegeben haben und nicht zuletzt unserem ausgezeichneten Gesundheitssystem. Auf dass es noch viele Jahre so sozial und hervorragend bleibe …

Die komplette Aurora - Reihe

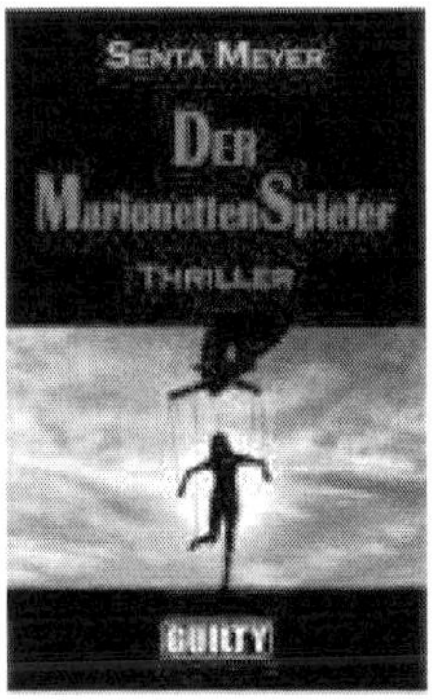

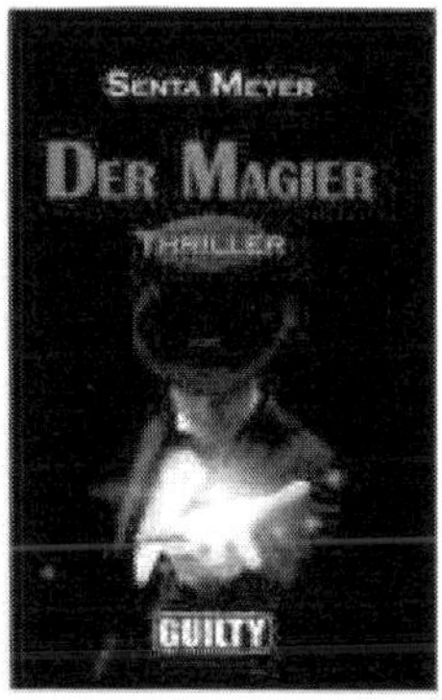

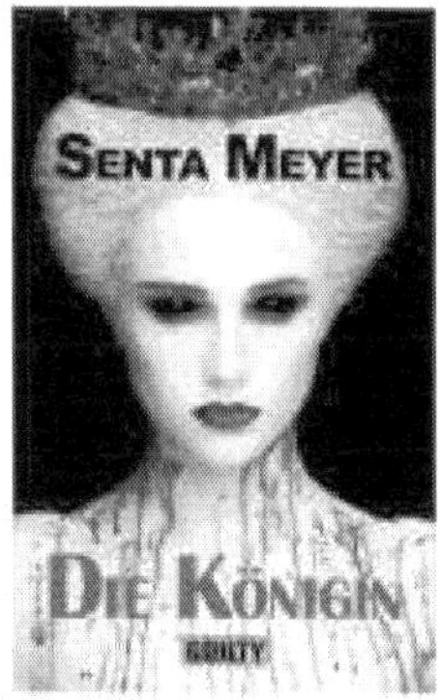

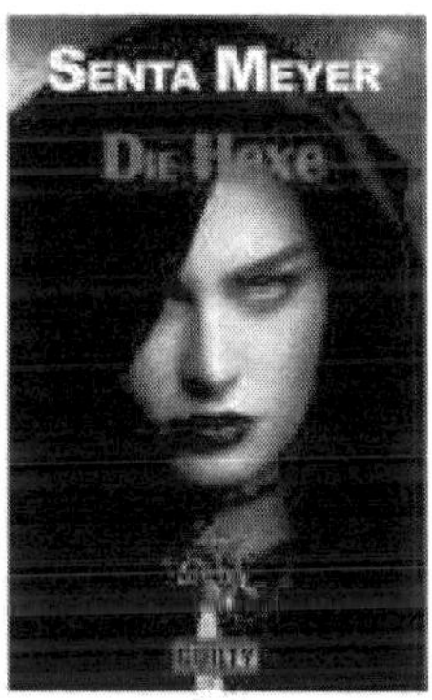

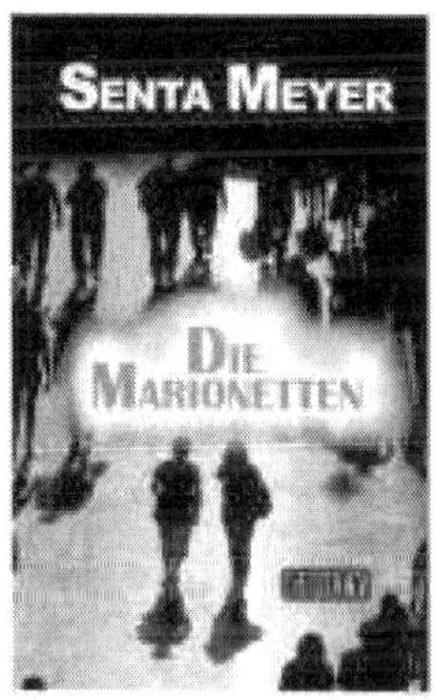